AF317971

LES ACTUALITÉS MÉDICALES

Traitement chirurgical

des

Néphrites Médicales

LES ACTUALITÉS MÉDICALES
Collection de volumes in-16, de 96 pages, cartonnés
Chaque volume : 1 fr. 50

Corbeil. — Imprimerie Éd. Crété.

Traitement chirurgical

des

Néphrites Médicales

PAR

Le Dr A. POUSSON

Professeur agrégé à la Faculté de Médecine de Bordeaux
Chirurgien des Hôpitaux de Bordeaux

Avec 7 figures dans le texte

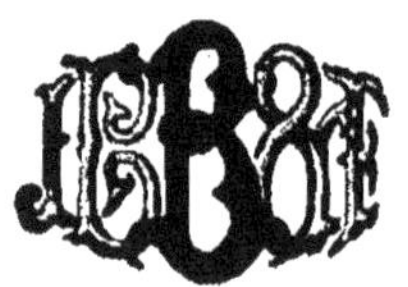

PARIS
LIBRAIRIE J.-B. BAILLIÈRE ET FILS
19, RUE HAUTEFEUILLE, 19
1904

AVANT-PROPOS

Le traitement chirurgical des néphrites médicales proposé par quelques chirurgiens, s'appuyant sur la physiologie pathologique du rein enflammé, a provoqué d'abord la méfiance des médecins. Cependant les résultats obtenus dans les néphrites infectieuses aiguës et dans les néphrites chroniques ou mal de Bright ont fini par forcer leur attention. Cette question de néothérapeutique a donc fait l'objet, dans ces derniers temps, d'études critiques de la part des cliniciens les plus compétents. Elle a de plus suscité des expériences fort intéressantes. Enfin elle a soulevé des discussions animées au sein des sociétés savantes, tant à l'étranger qu'en France.

M'autorisant d'un certain nombre de mémoires, que j'ai publiés sur ce sujet depuis six ans, et des opérations que j'ai personnellement pratiquées, j'ai cru pouvoir consacrer ce petit volume des *Actualités médicales* à la mise au point de nos connaissances sur le traitement opératoire des néphrites, contre lesquelles les moyens médicaux étaient naguère seuls dirigés.

Les excellentes thèses de Le Nouëne, inspirée par Sorel (du Havre), et de Bassan, faite sous la direction de Jaboulay (de Lyon), m'ont été d'un précieux secours pour ma rédaction.

Avant d'entrer en matière, je tiens à remercier cordialement mon ami et collègue Mongour, qui a mis à ma disposition les malades du service de M. le Dʳ Durand, médecin des hôpitaux, dont il est l'assistant. C'est après l'étude clinique faite par lui et l'échec du traitement médical appliqué sous sa direction, que je suis intervenu chez la plupart de mes opérés. Si l'on veut reconnaître quelque valeur aux matériaux que j'apporte, le mérite lui en revient en grande partie.

TRAITEMENT CHIRURGICAL

DES

NÉPHRITES MÉDICALES

I. — THÉORIES AYANT CONDUIT A INTERVENIR DANS LES NÉPHRITES MÉDICALES.

Le traitement chirurgical des néphrites médicales reposant tout entier sur la conception que se sont faite les opérateurs de la physiologie des reins malades et de l'évolution de leurs lésions, je consacrerai cette première partie à l'exposé historique et critique des idées directrices dont ils se sont inspirés.

1. — NÉPHRITES AIGUËS.

La *néphrectomie* et la *néphrotomie* sont les deux opérations qu'on leur a opposées.

1° **Néphrectomie**. — La façon dont agit l'extirpation d'un rein infecté, pour mettre un terme aux accidents engendrés par la pullulation des microbes pathogènes et l'élaboration de leurs toxines au sein du parenchyme, se comprend trop aisément pour qu'il soit nécessaire d'en discuter le principe. Mais dans la partie clinique je devrai, après avoir comparé les résultats fournis par la néphrectomie et la néphrotomie, donner les raisons qui servent à guider le choix du chirurgien entre ces deux opérations.

2° **Néphrotomie**. — Reginald Harrison, qui le premier est intervenu de propos délibéré par la néphrotomie dans les néphrites aiguës, y a été conduit par le rôle qu'il attribuait à la tension intrarénale dans la genèse de l'albuminurie et des autres troubles de la sécrétion urinaire au cours de ces affections. Selon lui, la ponction et l'incision de la capsule du rein enflammé agiraient à la façon de l'iridectomie préconisée par de Graefe dans les accidents du glaucome, ou encore du débridement de l'albuginée du testicule dans les orchites aiguës.

Si l'existence du *glaucome rénal* d'Harrison ne peut être admise qu'avec restriction en ce qui concerne la cause prochaine de l'hypertension, on ne peut s'empêcher de reconnaître une analogie frappante entre la pathogénie des troubles fonctionnels d'abord, et ensuite des altérations structurales des éléments anatomiques de l'œil et du rein comprimés dans leur capsule inextensible.

Quant à la comparaison entre l'évolution des lésions dans les orchites et les néphrites aiguës, elle peut se poursuivre plus complètement. En effet, si l'on excepte les néphrites toxiques suraiguës déterminées par l'absorption de poisons violents (sublimé, phosphore, arsenic, cantharide), qui provoque la nécrobiose rapide des épithéliums du rein et entraîne la mort avant toute réaction des éléments anatomiques, la plupart des inflammations rénales s'accompagnent de lésions prolifératives augmentant le volume de l'organe. De leur réunion, il résulte que le tissu rénal se trouve dès lors à l'étroit dans sa capsule à extensibilité limitée, ainsi qu'en témoigne la hernie de sa substance lorsqu'on vient à l'inciser après la mort et, encore mieux, du vivant même du malade au cours d'opération. Cette tension, qui d'abord amène des troubles purement fonctionnels, ne tarde pas, si elle se prolonge, à provoquer des altérations anatomiques persistantes. Il se passe alors dans le parenchyme rénal ce qui se passe dans le parenchyme du testicule, où l'on voit les éléments histologiques étranglés se nécroser, si l'on n'intervient assez tôt par le débridement de la tunique fibreuse qui les enserre, ainsi que l'ont recommandé depuis longtemps Henry Smith en Angleterre et Velpeau en France.

L'incision de la capsule rénale et du tissu luimême de l'organe n'agit pas seulement par la suppression de la tension, ainsi que l'a fait ressortir Harrison. Elle a de plus, selon moi, le grand avantage de provoquer un abondant écoulement de sang. Or, ne sait-on pas que la saignée, et plus particulièrement la saignée locale à l'aide de ventouses scarifiées ou de sangsues appliquées à la région lombaire, en raison des anastomoses existant, d'après Tuffier et Renaut, entre les veines sous-cutanées et les veines rénales, est la première indication à remplir dans le traitement de la congestion des reins, phase initiale de toute néphrite? L'écoulement de sang ainsi provoqué, qui décongestionne le rein et modère la diapédèse, favorise en outre l'exode des microbes et déchets épithéliaux encombrant les canalicules, et ne reste sans doute pas aussi sans effet sur les toxines, qui jouent un si grand rôle dans la pathogénie des néphrites infectieuses. Des lavages soigneux des calices et du bassinet et de la tranche rénale à l'aide de solutions antiseptiques faibles, et non agressives pour les éléments histologiques, sont des adjuvants précieux de l'incision. Mais son complément indispensable est le drainage prolongé du bassinet, qui permet l'écoulement des liquides altérés sécrétés par le rein malade et rend possibles les lavages antiseptiques.

En définitive, la néphrotomie, outre l'indication spéciale à tous les organes enflammés contenus dans une coque non indéfiniment extensible et qu'Harrison a seulement visée, remplit *au summum* les trois indications fondamentales réclamées par la thérapeutique des inflammations de tous les tissus : décongestion, antisepsie et drainage.

2. — NÉPHRITES CHRONIQUES. MAL DE BRIGHT.

Les chirurgiens sont d'abord simplement intervenus dans les néphrites chroniques à *titre palliatif*, pour apaiser des douleurs vives et persistantes, combattre des hémorragies profuses et de longue durée, remédier à la perturbation fonctionnelle du rein et aux accidents d'intoxication urémique, qui en sont la conséquence ; mais, dans ces derniers temps, Edebohls a poursuivi le *traitement curatif*.

§ I. — TRAITEMENT PALLIATIF.

Les opérations dirigées contre les accidents divers des néphrites chroniques sont :

a) La *néphrectomie* ;

b) La *néphrotomie* ;

c) La libération des adhérences soudant le rein aux tissus périphériques ou *néphrolyse*.

1° Néphrectomie. — L'extirpation du rein appliquée au traitement des douleurs et des hémorragies des néphrites ne peut se justifier que dans l'éventualité de l'unilatéralité des lésions inflammatoires, question que j'aborderai ultérieurement.

Son mode d'action thérapeutique est d'ailleurs trop simple pour y insister.

Il est plus difficile de comprendre par quel mécanisme l'ablation d'un rein chroniquement enflammé agit pour ramener à l'état physiologique la sécrétion rénale troublée au double point de vue de sa quantité et de sa qualité. Le fait, cependant, ne saurait être contesté, ainsi qu'en témoigne l'observation suivante, que je ne fais que résumer, l'ayant publiée ailleurs dans tous ses détails.

Il s'agit d'une femme de trente et un ans atteinte de néphrite hématurique unilatérale, très probablement consécutive à la compression de l'uretère par un fibrome utérin, qui peu à peu se plaint d'abord de fatigue, d'affaiblissement et d'amaigrissement, d'œdème localisé au bras gauche, puis de vomissements, de dyspnée, de céphalée, de troubles de la vision, en un mot de tous les symptômes du brightisme, en même temps que la quantité des urines diminue, que le taux de l'urée, des chlorures et des phosphates s'abaisse considérablement et que l'albumine apparaît.

En présence du développement progressif des phénomènes urémiques, je pratique la néphrotomie du côté
malade. Aussitôt la quantité des urines se relève au-des-
sus de la normale, leur teneur en urée, en phosphates,
et surtout en chlorures augmente parallèlement, l'albumine reste sensiblement dans les mêmes proportions,
mais tous les accidents urémiques disparaissent (fig. 1).
Cet état satisfaisant se maintient jusqu'à la fermeture de la plaie rénale, puis peu à peu la sécrétion des
urines diminue à nouveau, leurs produits excrémentitiels
se raréfient et les phénomènes urotoxiques se repro-
duisent.

C'est alors que, après avoir soigné la malade par des
moyens médicaux pendant près de six mois et avoir
acquis l'assurance à peu près certaine que le rein droit
est sain, je conçois, en m'appuyant sur ce que nous
savons actuellement de l'influence pathogénique du réflexe
réno-rénal, la pensée que son adelphe retentit sur lui
pour en troubler le fonctionnement, et que je me décide
en conséquence à l'extirper. A partir du jour de cette
intervention, les urines augmentent rapidement de quantité, l'urée revient à la normale et les phosphates et les
chlorures subissent une ascension proportionnelle, en
même temps que cessent les vomissements, la céphalée,
la dyspnée et les autres manifestations de l'empoison-
nement urémique (fig. 2).

Depuis la publication de cette observation,
j'ai trouvé dans la littérature quelques rares
faits analogues, et quelques auteurs ont admis
la légitimité de la néphrectomie dans certains

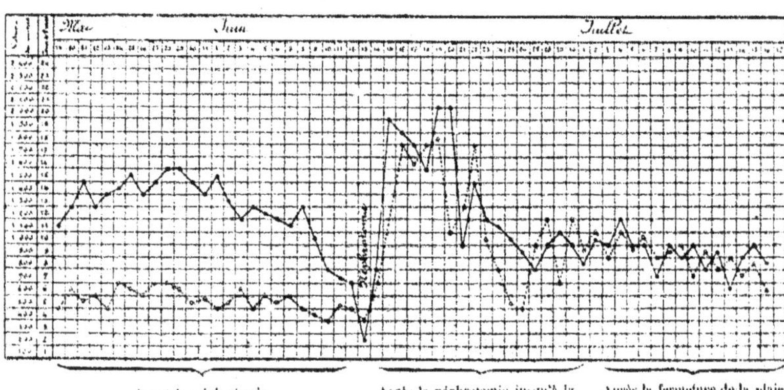

Fig. 1. — Néphrite chronique mixte unilatérale. — Volume des urines et taux de l'urée avant et après la néphrotomie.

cas de néphrite unilatérale. C'est ainsi que Schede aurait vu des troubles rénaux cesser après l'ablation d'un moignon rénal, et que Tuffier, d'après Castaigne et Rathery, serait intervenu dans un cas absolument superposable au mien. D'autre part, Rovsing, au XXXIe Congrès de la Société allemande de chirurgie, a déclaré que, l'état d'un rein malade exerçant souvent une influence fâcheuse sur le fonctionnement de l'autre, la néphrectomie peut être indiquée pour améliorer la fonction du rein restant.

Castaigne et Rathery, d'un autre côté, pensent également que les lésions d'un seul rein peuvent entraîner des troubles fonctionnels du congénère. Ils s'appuient, pour soutenir leur opinion, ainsi que je l'avais fait tout d'abord moi-même, sur l'oligurie et l'anurie qu'on peut voir survenir à la suite d'affections chirurgicales unilatérales : contusion, oblitération calculeuse d'un uretère, crise d'hydronéphrose intermittente, cancer, etc. En outre, ces auteurs ont fait des expériences intéressantes, bien propres à entraîner la conviction. Ayant lié d'un seul côté l'artère rénale, l'uretère ou tout le pédicule de

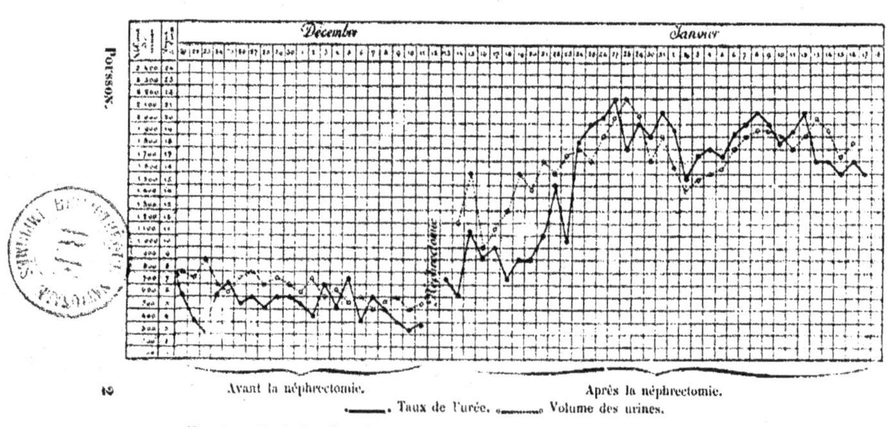

Fig. 2. — Néphrite chronique mixte unilatérale. — Volume des urines et taux de l'urée
avant et après la néphrectomie.

l'organe sur une série de soixante lapins, ils perdirent plusieurs de leurs animaux avec les signes de l'urémie, et constatèrent chez tous, dans le rein non opéré, des lésions épithéliales à divers degrés. Bien plus, ayant pratiqué la néphrectomie au moment où le taux urinaire commençait à s'abaisser, ils le virent se relever et les accidents urotoxiques diminuer, puis disparaître. Ainsi les lésions d'un rein peuvent déterminer, non seulement des troubles fonctionnels, mais encore des altérations matérielles du côté opposé.

A vrai dire, les expériences de Castaigne et de Rathery concernent plutôt la production expérimentale de néphrites aiguës, mais leur processus générateur peut être assimilé à celui des néphrites chroniques, et il est permis de penser que, si les animaux qui n'ont pas succombé avaient été sacrifiés plus tardivement, les lésions de l'inflammation chronique auraient pu se constituer. Je démontrerai d'ailleurs ultérieurement le rôle que les poussées de néphrite aiguë ou subaiguë greffée sur le processus chronique jouent dans la production des crises d'urémie.

Des expériences des médecins français, je dois rapprocher celles d'Israël, Znutz et Gotzl. Ayant, à l'aide d'un dispositif spécial, recueilli séparément les urines des deux reins, ils notent le taux de l'urine excrétée normalement. Élevant alors la pression (150 à 200 millimètres au manomètre à mercure) au niveau d'un rein en pratiquant des injections d'eau salée à 4 p. 100 dans l'uretère préalablement lié, ils constatent que le rein opposé ne sécrète plus que le quart de la normale ; une fois même ils déterminèrent une anurie de soixante-cinq minutes, qui prit fin dès qu'ils eurent cessé d'élever la pression dans le rein opposé. Pour se rapprocher davantage de la clinique, ils lièrent dans un cas simplement l'un des uretères et obtinrent ainsi une pression de 34 millimètres, sous l'influence de laquelle la sécrétion du congénère cessa complètement au bout de vingt minutes pour reprendre progressivement quand l'obstacle uretéral eut été levé.

Comment interpréter le mécanisme présidant à la perturbation fonctionnelle et à la production de lésions anatomiques d'un rein primitivement sain lorsque l'adelphe est malade ? M'appuyant sur les expériences de Cl. Bernard et de Brown-Séquard, j'ai cherché à l'expliquer. On sait que ces éminents physiologistes ont montré, d'une part, que l'excitation des nerfs de la capsule et de la substance rénale fait pâlir le parenchyme et suspend la sécrétion urinaire non seulement du côté excité, mais encore du côté opposé, et, d'autre part, que la section des nerfs du plexus rénal est suivie d'une congestion intense, sans que pour cela sa sécrétion soit augmentée, bien au contraire. Cela admis, j'ai supposé que, sous l'influence des poussées congestives transitoires si fréquentes au cours des néphrites chroniques, et aussi des lésions fixes du plexus rénal signalées par Klippel, le rein opposé devient, par acte réflexe, le siège de phénomènes d'ischémie ou d'hyperémie.

Passagers ou permanents, ces phénomènes n'influencent sans doute tout d'abord que la fonction rénale, mais il ne répugne nullement d'admettre qu'à la longue, en raison des troubles apportés au régime circulatoire et à la nutrition des éléments anatomiques, ils sont susceptibles sinon d'engendrer *ipso facto* une affection du rein, tout au moins de créer des conditions le mettant en état de réceptivité morbide.

Dans un organe ainsi préparé à l'infection, est-il irrationnel de supposer que les microbes ou, mieux, leurs toxines prenant naissance dans le congénère malade aient sur les éléments anatomiques une sorte d'action élective? C'est ainsi que j'ai été amené à admettre l'existence d'une néphrite sympathique tout à fait analogue à l'ophtalmie sympathique par sa pathogénie, qui exige un double facteur : trouble réflexe de la nutrition d'une part, microbes et toxines de l'autre. Castaigne et Rathery contestent cette assimilation et admettent une théorie pathogénique, qui se rapproche singulièrement de la mienne. Pour eux, les lésions du second rein seraient uniquement produites par la résorption des déchets épithéliaux du rein malade doués d'une action toxique et élective, ainsi que le leur ont prouvé leurs expériences avec le sérum néphrotoxique à doses massives. Cette manière d'envisager la pathogénie des néphrites a été confirmée par les recherches de Figari, de Lindemann, d'Ascoli. Ce dernier pense qu'à côté de l'auto-intoxication urinaire, il faut faire une large place aux néphrolysines.

2° Néphrotomie. — L'incision du rein, ou simplement de sa capsule, a été appliquée au traitement des *néphrites douloureuses*, des *néphrites hématuriques*, des *néphrites compliquées d'accidents urémiques*.

a. *Néphrotomie dans les néphrites douloureuses*. — Pour Le Dentu, les douleurs des néphrites chroniques résulteraient de la compression excentrique, et de l'étranglement du parenchyme rénal dans sa capsule. Après avoir appliqué cette hypothèse à des affections chirurgicales diverses, et avoir obtenu le soulagement de ces malades par le débridement de la capsule, il l'a étendue aux néphrites médicales et a formulé son opinion à cet égard au XII° Congrès français de chirurgie. Folet, de son côté, avait, deux ans auparavant, publié une observation de *pachycapsulite* traumatique par l'incision de la capsule en *néphrolibération*.

En Allemagne, Israël admet aussi l'existence de certaines néphrites caractérisées par des crises de douleurs simulant tout à fait la colique néphrétique et influencées de façon favorable par l'incision du rein. Dans le même pays, Kümmel déclare qu'il existe un bon nombre de néphrites dans lesquelles la douleur peut en imposer pour une affection chirurgicale, notamment un calcul. En Danemark, Rovsing insiste également sur les phénomènes douloureux qui accompagnent parfois les inflammations chroniques des reins.

A côté de cette opinion professée par des praticiens de grande autorité, il est juste de rappeler celle de cliniciens de non moindre valeur, comme P., qui affirme que les douleurs s'observent rarement dans les néphrites vraies, et Senator, qui les nie formellement.

Sans doute, ce phénomène est rare dans le cours du mal de Bright, mais son existence est incontestable. Il peut être continu et résulter de la constriction exercée sur les éléments constitutifs du rein par sa capsule rétractée, comme le suppose Le Dentu; mais il subit aussi souvent des exacerbations reconnaissant pour cause les poussées congestives, auxquelles est sujet le rein enflammé, du fait des modifications profondes de son régime circulatoire. C'est peut-être plutôt en régularisant la circulation, ainsi que nous allons le voir, qu'en délivrant les filets nerveux de la compression, qui les étreint,

qu'agit l'incision de la capsule et du parenchyme.

**b. *Néphrotomie dans les néphrites hématu-
riques*.** — Les hématuries ne sont pas rares dans
les néphrites chroniques, et la notion de leur
fréquence s'est accrue depuis qu'Albarran et
plusieurs autres anatomo-pathologistes ont
soumis au contrôle de l'examen histologique
les reins des malades que l'on croyait atteints
d'hématuries essentielles, angionévrotiques, hé-
mophiliques. Aussi existe-t-il un assez grand
nombre d'observations de néphrites hématuriques dans lesquelles on est intervenu.

Les effets hémostatiques de l'incision rénale
en pareils cas, difficiles à comprendre de prime
abord, s'expliquent aisément par les données de
l'anatomie et de la physiologie pathologiques du
rein chroniquement enflammé. En effet, quelle
que soit l'origine du processus, et l'on sait si elle
a été discutée, les lésions vasculaires tiennent
toujours une place importante dans la désorga-
nisation finale des tissus. Les capillaires de certains glomérules et de la substance corticale
par places apparaissent gorgés de sang dans la

forme dite *parenchymateuse*, et l'on y voit même des tubuli distendus par des hématies. Ces mêmes vaisseaux sont, au contraire, atrophiés et les artérioles afférentes et efférentes envahies par l'endo-périartérite dans la forme *interstitielle*.

La circulation, qui peut encore suffisamment s'effectuer dans ce système vasculaire si profondément altéré en temps ordinaire, s'embarrasse au moindre trouble; de là les poussées congestives, qui aboutissent d'autant plus facilement au raptus hémorragique que les parois vasculaires sont devenues plus fragiles par l'artériosclérose.

L'hypertension sanguine généralisée à l'ensemble du système artériel et l'hypertrophie cardiaque si fréquente dans le petit rein contracté favorisent d'autre part la rupture des vaisseaux.

On peut aussi accorder aux troubles de l'innervation du rein chroniquement enflammé et aux altérations du sang si communes chez les brightiques un certain rôle dans la pathogénie du saignement de ces lésions parfois minimes.

Quoi qu'il en soit, la néphrotomie, par la déplétion sanguine qu'elle détermine en abaissant la pression vasculaire au sein de l'organe, permet d'abord à la circulation de se régulariser et arrête l'extravasation sanguine. Elle agit sans doute aussi efficacement sur l'innervation et sur les phénomènes d'intoxication locale, conséquence de l'irrigation du parenchyme rénal par un sang plus ou moins altéré.

Ce mode d'action de la simple néphrotomie, qui semblerait devoir être temporaire, s'affirme d'une façon définitive dans nombre d'observations cliniques. Je crois pouvoir en trouver l'explication dans ce fait que souvent les lésions de néphrite s'accompagnant d'hématuries sont, ainsi qu'en témoignent un certain nombre de pièces anatomiques, limitées, parcellaires, et que, dès lors, elles peuvent rétrocéder, ou bien encore évoluer en kystes ou en blocs fibreux invasculaires, tandis que les parties voisines s'hypertrophient par compensation.

*c. **Néphrotomie dans les accidents urémiques des néphrites chroniques.*** — Bien des points de la pathogénie des accidents urémiques chez les brightiques nous échappent, mais il n'est pas permis de mettre en doute qu'ils sont le résultat de l'insuffisance de la dépuration du sang par les reins. Il suffit en effet que ces organes reprennent leurs fonctions pour que se dissipent les phénomènes morbides. On connaît bien la diversité des moyens utilisés par les médecins pour rétablir la capacité physiologique du filtre rénal, mais on sait aussi combien souvent ils échouent. Cet échec tient peut-être à ce que la plupart des médications employées jusqu'à ce jour ne s'attaquent que d'une façon détournée à la cause entravant le fonctionnement rénal, et que celles qui la visent directement, comme les déplétions sanguines au niveau des lombes, agissent insuffisamment. C'est ce *desideratum* que j'ai voulu remplir, en proposant de pratiquer chez les brightiques la néphrotomie. J'y ai été conduit par diverses considérations de physiologie pathologique.

L'incision du parenchyme rénal chez les brightiques en crise urémique a une *action principale* et des *effets accessoires*.

1 *Action principale.* — On sait que Guyon et Albarran, s'appuyant sur l'expérimentation et la clinique, ont démontré, d'une part, les conséquences de la mise en tension du rein sur la

perturbation de la sécrétion urinaire et, d'autre part, les résultats obtenus en pareils cas par l'incision du parenchyme rénal, qui dès lors récupère toutes ses fonctions physiologiques. Pensant, ainsi que Reginald Harrison l'avait fait pour les néphrites aiguës, que les troubles de la sécrétion urinaire dans les néphrites chroniques reconnaissent aussi pour cause un excès de la tension intrarénale, j'ai eu l'idée de les combattre par la néphrotomie et le drainage.

Bien que l'existence d'un *glaucome rénal*, qui se comprend aisément dans les inflammations aiguës et subaiguës contre lesquelles Harrison est intervenu d'abord, soit plus difficile à concevoir dans les inflammations chroniques, j'ai cru pouvoir poursuivre la comparaison même dans la période d'état du mal de Bright. En effet, dans toute néphrite chronique, à la perturbation organique primitive des éléments anatomiques du rein, variable avec la cause, s'ajoute comme facteur commun l'hypertension retentissant sur les épithéliums pour en troubler le fonctionnement, en diminuer la vitalité et finalement en entraîner la mort. Cette hypertension résulte, dans les néphrites parenchymateuses, de l'augmentation du volume du rein en voie de prolifération active au sein de sa capsule inextensible, et, dans les néphrites interstitielles, de la rétraction de la capsule propre et du stroma conjonctif. Ainsi sont fortement comprimés, comme dans le glaucome chronique, les vaisseaux et les nerfs du rein, et partant se trouvent profondément modifiés son régime circulatoire et son innervation. Dans de telles conditions, si l'organe peut encore remplir son rôle dépurateur tant que rien ne vient modifier sa circulation si précaire, il faillit à sa tâche au moindre incident susceptible de la troubler. C'est ainsi que s'expliquent les effets des congestions subites, qui, sous l'influence du froid ou de toutes autres causes, se traduisent par une diminution et une altération de la sécrétion urinaire en même temps qu'éclatent les accidents parfois foudroyants de l'urémie.

Je trouve dans un travail de Frenkel une confirmation de ce que j'avance. Suivant cet auteur, il suffit du moindre œdème interstitiel pour que, la pression dans les espaces interorganiques du rein devenant supérieure à la pression dans les artérioles afférentes, l'apport du sang aux glomérules soit entravé et qu'il en résulte de l'oligurie et même de l'anurie. « Ici, dit Frenkel, l'élément glandulaire n'est donc pas touché organiquement, et il suffit de dégager les espaces interstitiels périartériels et autres par une large saignée dans le triangle de J.-L. Petit... pour voir la diurèse se rétablir. »

Ne sait-on pas d'ailleurs depuis longtemps que, si l'on vient à diminuer la vitesse du courant sanguin en liant l'artère ou la veine rénale, les épithéliums insuffisamment fournis d'oxygène sont atteints dans leur nutrition, d'après Leube et Heidenhain, laissent filtrer l'albumine et deviennent partiellement impropres à éliminer l'urée et les divers sels de l'urine.

Plus récemment, H. de Soulza a démontré que, conformément à la théorie de Ludwig, l'écoulement de l'urine suit la vitesse même de l'irrigation sanguine stimulatrice des cellules sécrétantes et que cette vitesse est fonction de la pression artérielle.

Mongour a bien fait ressortir le mécanisme thérapeutique de l'incision rénale dans les accidents urémiques des brightiques. Faisant remarquer que « si dans certains cas, les plus rares à la vérité, on rencontre à l'autopsie des brightiques des reins scléreux à l'extrême et incapables de toute fonction, on ne s'explique pas la mort rénale dans beaucoup d'autres en présence de la quantité du parenchyme restée saine. C'est qu'alors entre les lésions fixes dégénératives il existe des lésions temporaires mobiles : l'état congestif des glomérules, des hémorragies intratubulaires, des sécrétions muqueuses et des blocs colloïdes oblitérant partiellement les tubes; la congestion domine tout »... « le rein chroniquement enflammé se laisse étrangler dans sa capsule inextensible; l'insuffisance absolue des brightiques, qui ont succombé, est donc la somme d'une insuffisance fixe et d'une insuffisance temporaire susceptible de disparaître ».

Telles sont les idées théoriques et les données expérimentales, qui m'ont conduit à pratiquer la néphrotomie pour combattre les crises urémiques au cours des néphrites chroniques. J'indiquerai dans la partie clinique les résultats obtenus, et je mettrai sous les yeux des lecteurs quelques graphiques montrant après l'incision rénale le relèvement rapide du taux de l'urine, de l'urée et des sels, de telle sorte qu'il semble véritablement que l'opération ait ouvert le *robinet des urines.*

La néphrotomie agit peut-être aussi sur d'autres facteurs de l'urémie que l'hypertension intrarénale. On sait en effet que Dieulafoy, pour expliquer la genèse des crises graves de toxémie chez les brightiques, admet, à côté de la congestion, l'hypothèse d'un spasme des petits vaisseaux du rein, ou encore celle d'une intoxication de ses éléments sécrétoires par un poison urémique, sorte d'*urémie rénale.* L'incision large du viscère ne paraît-elle pas le meilleur moyen de résoudre le spasme supposé et de débarrasser le parenchyme des toxines qui l'imprègnent?

2° *Effets accessoires.* — Ils portent sur les *œdèmes brightiques* et sur l'*hypertrophie du cœur*, si fréquente chez ces malades.

De quelques faits qu'il m'a été donné d'observer, dans lesquels la disparition de l'anasarque a d'abord commencé par le membre inférieur correspondant à l'unique rein incisé pour gagner ensuite le membre supérieur homonyme, je crois pouvoir conclure que l'action de la néphrotomie peut s'étendre jusqu'aux vaisseaux des membres. Ce phénomène me semble venir à l'appui de l'hypothèse de Potain, qui attribue

l'œdème du mal de Bright à un réflexe se trans-
mettant, par l'intermédiaire des nerfs vaso-mo-
teurs du rein malade, aux petits vaisseaux des
membres du côté correspondant. En supprimant
le point de départ de ce réflexe, qui réside dans
l'hypertension intrarénale, l'incision du rein permet à la circulation capillaire de se faire normalement et, partant, à l'infiltration séreuse de
se résorber. — Il n'est pas irrationnel d'admettre
que le cœur lui-même puisse être favorablement
influencé par l'incision rénale. En effet, l'hypertrophie de ce viscère, qui paraît bien être dans
un grand nombre de cas la conséquence de l'hypertension artérielle, d'après les observations
cliniques de Potain et de Charcot et les faits
expérimentaux de Straus, ne peut avoir que
de la tendance à rétrocéder, lorsque la tension
revient à la normale dans les reins et le réseau
des capillaires périphériques.

3° **Néphrolyse.** — Rovsing, qui admet en
principe le rôle de la tension intrarénale dans la
pathogénie des douleurs, des hématuries et de
la perturbation sécrétoire du rein, ne croit pas
que cette tension puisse être attribuée à l'étran-

glement par la capsule propre de l'organe, mais bien à sa capsule adipeuse plus ou moins sclérosée et soudée aux tissus voisins. En ce qui concerne plus particulièrement la genèse des douleurs, le chirurgien danois fait remarquer que, le parenchyme rénal étant dénué de nerfs sensitifs, les malades ne souffrent que lorsque la capsule innervée par les nerfs lombaires et dorsaux est elle-même atteinte par le processus inflammatoire. Les douleurs résultent du tiraillement des adhérences ; elles sont localisées à la région lombaire et n'ont aucun des caractères de la colique néphrétique. Pour ces raisons, après avoir, dans ses premières opérations, combiné l'incision du parenchyme à la libération et à la résection de l'atmosphère cellulo-fibreuse périrénale, Rovsing n'a plus recours qu'à la destruction des adhérences ou *néphrolyse*. Selon lui, cette opération ménage mieux pour l'avenir l'intégrité du tissu rénal et permet aux modifications survenant dans l'irrigation sanguine, par suite des anastomoses des vaisseaux de la capsule et de ceux du viscère, d'espérer, si elle est possible, la guérison de la néphrite.

§ II. — Traitement curatif.

L'idée de guérir radicalement par une opération chirurgicale les néphrites chroniques appartient à G. Edebohls (de New-York), qui a imaginé à cet effet la décapsulation du rein.

Néphrocapsulectomie. — Elle repose sur une conception particulière de la pathogénie du processus anatomique. Suivant le chirurgien américain, l'hypertension rénale est un facteur secondaire des troubles de la sécrétion de l'urine, qui relèvent bien plutôt de l'insuffisance de l'irrigation du parenchyme. Normalement, la capsule propre offre une barrière infranchissable aux vaisseaux contenus dans la couche graisseuse périrénale ; mais, si on la supprime, les vaisseaux de nouvelle formation, développés dans les adhérences cicatricielles, pénètrent et se ramifient dans la profondeur de son parenchyme. Cette artérialisation « favorise la résorption progressive des produits et exsudats inflammatoires interstitiels et intertubulaires, délivre les tubes et les glomérules de la compression extérieure, et permet le rétablissement dans leur intérieur de la circulation. La conséquence qui en découle est la régénération d'un nouvel épithélium capable d'assurer la fonction sécrétoire ».

Les remarques de Ziegler touchant la prolifération germinative rapide de l'épithélium rénal détruit par un processus antérieur, et la reprise de ses fonctions physiologiques dès que les conditions morbides ont disparu, viennent confirmer la manière de voir d'Edebohls.

De son côté, Lépine, après avoir rappelé combien les cellules des tubes contournés sont sensibles non seulement aux dyscrasies, mais même à une simple ischémie, insiste sur la fréquence de la diminution du calibre des artères efférentes dans certaines néphrites chroniques et reconnaît que les vaisseaux néoformés dans le tissu périrénal, pénétrant directement dans le labyrinthe, sont bien de nature à améliorer l'irrigation des tubes contournés et à faciliter la restauration de leurs cellules. A l'objection de Schmidt que, la néphrite étant le résultat d'une intoxication entraînant l'artériosclérose, les néovaisseaux auront grande chance de se scléroser à leur tour,

Lépine répond que leur vitalité plus grande est propre à les préserver de cette dégénérescence.

Un certain nombre de faits cliniques et expérimentaux peuvent servir de contrôle à l'hypothèse d'Edebohls. C'est d'abord la constatation faite par ce chirurgien lui-même sur trois de ses malades décapsulés, chez lesquels il intervint à nouveau. Il vit dans les adhérences de nombreux vaisseaux, principalement artériels, dont le courant se dirigeait du côté du rein.

Albarran et L. Bernard se croient en droit de conclure, de leurs expériences sur le chien et le lapin, que la décapsulation n'a qu'un effet décongestionnant éphémère, n'apportant qu'une modification fonctionnelle inappréciable, et qu'elle est suivie rapidement de la régénération d'une enveloppe fibreuse plus dense que la capsule normale.

Mais Bassan, critiquant ces expériences, s'appuie sur l'examen histologique des pièces elles-mêmes pour en dégager des conclusions opposées. Je lui laisserai la responsabilité de cette critique, en rappelant que ses expériences personnelles lui ont montré dans les adhérences des anastomoses unissant les vaisseaux de la capsule adipeuse à ceux du rein, grâce auxquelles il a pu injecter le réseau du labyrinthe en poussant, après ligature de l'artère rénale, une injection colorée dans l'aorte.

Les travaux de Claude et Balthazard ne permettent pas non plus de révoquer en doute la formation, après décortication, d'adhérences riches en vaisseaux faisant communiquer la circulation du tissu périrénal avec celle du rein.

D'après ces expérimentateurs, ces vaisseaux sont surtout des lymphatiques et des veines, de sorte que les modifications circulatoires réalisées par la décapsulation ont pour résultat de faciliter surtout la déplétion des reins congestionnés et œdématiés. Quant à l'influence de la décortication sur la sécrétion rénale, ils ont remarqué que les urines diminuent un peu pendant quarante-huit heures, mais, malgré cela, la proportion de l'urée et des sels augmente par suite de l'amélioration du fonctionnement des épithéliums rénaux et des échanges moléculaires dans les canalicules.

Ainsi les hypothèses et les recherches expérimentales s'accordent avec la conception que s'est faite G. Edebohls des moyens d'assurer la cure radicale du mal de Bright : nous verrons dans la deuxième partie jusqu'à quel point les faits cliniques en confirment la réalisation.

II. — ÉTUDE CLINIQUE
DES INTERVENTIONS CHIRURGICALES
DANS LES NÉPHRITES MÉDICALES.

Après avoir analysé les observations publiées
jusqu'à ce jour et enregistré les résultats immédiats et éloignés fournis par les interventions
dans les néphrites aiguës et chroniques, j'es-
saierai, dans cette seconde partie, de réfuter les
objections faites à cette nouvelle méthode de
traitement, de poser ses indications, et de déterminer le choix entre les diverses opérations
s'offrant au chirurgien.

1. — NÉPHRITES AIGUËS.

§ I. — RÉSULTATS IMMÉDIATS ET ÉLOIGNÉS.

En ajoutant aux 23 observations, dont 4
m'étaient personnelles, réunies dans mon premier
mémoire sur ce sujet, les 14 faits publiés depuis
et rapportés dans les thèses de Le Nouëne et de
Bassan, j'arrive à un total de 37 interventions,
ayant donné 6 décès contre 31 survies post-opératoires, soit une mortalité de 16,21 p. 100.

De ces 6 décès, 4 peuvent être directement imputés à l'intervention. Ce sont : celui de Legueu, dont le malade, présentant un état général très grave et une température de 40°, s'éteignit le soir de la néphrotomie ; l'un des miens, se rapportant à un homme qui succomba brusquement quelques heures après l'incision rénale et dont l'autopsie montra que l'autre rein était atteint de pyonéphrose ancienne ; celui de Sorel, qui perdit sa malade au cinquième jour par suite de la continuation des accidents infectieux, malgré une double décortication rénale ; celui de Lennander, dont l'opéré mourut de septicémie quelques jours après avoir subi l'excision de la partie supérieure du rein parsemée d'abcès miliaires. Les deux autres malades de cette série mortuaire succombèrent trop tardivement pour qu'on puisse accuser l'acte chirurgical. L'une (femme), qui appartient encore à Legueu, survécut six semaines à la néphrectomie, qui sembla avoir amélioré son état, mais la cause de sa mort n'est pas notée. L'autre, qui m'est personnel, fut emporté quatre mois après que je lui eus pratiqué la néphrectomie par infection du rein subsistant.

Les 31 malades qui survécurent à l'intervention paraissent avoir été guéris définitivement, puisque tous étaient encore vivants au moment de la publication des observations et semblaient jouir d'une bonne santé, sauf celui d'Albarran, qui n'avait guère été amélioré par la néphrectomie. Cependant, l'état de certains était alarmant, et il faut lire les détails des observations pour comprendre les services rendus par l'opération.

Il est regrettable que, pour le plus grand nombre des observations, leur publication ait été faite quelques mois seulement après l'intervention. Sur 11 malades, suivis pendant un certain temps, je trouve que la guérison se maintenait depuis trois mois (Reynès), six mois (Potherat et Edebohls), un an (Wilms), quinze mois (Sorel et Engelbach), trois ans (Harrison), trois ans et demi (Pousson), cinq ans (Pousson), neuf ans (Harrison), dix ans (Monod). Quelques-uns d'entre eux purent subir des opérations ultérieures ; c'est ainsi qu'une femme de Lennander, après une néphrectomie partielle, fit les frais de cure d'une fistule urétéro-vaginale ; qu'une autre, néphrectomisée par Edebohls, put supporter la décapsulation du rein restant.

Enfin, comme preuve du retour complet d'un rein infecté à sa fonction physiologique et à son état de défense organique après la néphrotomie, je puis citer un de mes opérés qui subit, sans la moindre réaction, une séance de lithotritie trois mois après, et la prostatectomie deux ans après.

La gravité des néphrites infectieuses aiguës variant avec la nature de l'agent pathogène, son mode de pénétration dans le rein, l'état antérieur de cet organe, l'unilatéralité ou la bilatéralité des lésions, il serait désirable que la lecture des observations puisse me permettre de catégoriser les cas que j'ai relevés, en prenant pour base ces divers facteurs de pronostic.

Je ne trouve que dans 16 observations la mention suffisamment explicite de la nature de l'infection. Le colibacille, le plus souvent rencontré, est noté 8 fois seul et 1 fois associé au streptocoque (cas de Lennander). Ce dernier malade, opéré malgré son infection associée, guérit ; des 8 autres infectés par le coli seul, 1 succomba à la septicémie dans la huitaine (cas de Lennander) et 1 autre fut emporté au bout de quatre mois par infection de l'autre rein (cas de Pousson) ; les 6 autres survécurent, et parmi eux un de mes opérés vit depuis trois ans et demi. Les autres origines infectieuses ont été 3 fois la grippe, 1 fois la gonococcie, 1 fois la furonculose (Israël), 1 fois la scarlatine, et tous ces malades ont guéri.

Quant au mode d'ensemencement par l'uretère ou par la voie sanguine, le dépouillement des observations donne 15 néphrites ascendantes avec 2 morts, et 22 néphrites descendantes avec 4 morts, au nombre desquels l'infection était bilatérale au moins dans deux cas (Pousson et Sorel).

§ II. — Réfutation des objections.

Un certain nombre d'objections ont été formulées contre le traitement chirurgical des néphrites infectieuses. La faible léthalité et la persistance des effets thérapeutiques, que je viens de faire ressortir, sont assurément les meilleurs arguments à leur opposer.

La puissance de ces arguments se double de l'aveu même, fait par les chirurgiens hostiles à l'intervention, des ressources très limitées de la thérapeutique médicale. Albarran, Tuffier, Forgue, parmi les classiques, mettent en effet en doute l'efficacité de la médication interne. Les heureux effets de la désinfection des voies urinaires inférieures après opérations préalables, s'il est nécessaire, ont été bien mis en relief par le professeur Guyon, et l'on ne saurait négliger ces moyens simples, qui ne peuvent s'appliquer qu'à des cas particuliers. Les lavages antiseptiques de l'uretère et du bassinet avec l'aspirateur de la lithotritie à la manière d'Harrison, ou, mieux, à l'aide du cathétérisme de l'uretère, comme l'ont fait avec succès Pawlick, Kelly, Casper et Albarran, ne pourront sans doute de longtemps passer dans la pratique courante, en raison de leur difficulté d'application, et ne conviendront jamais qu'aux infections descendantes.

La première des objections, formulée par Albarran, *est tirée du pronostic relativement bénin des infections rénales* dans nombre de cas. Sans méconnaître cette vérité clinique, qui se vérifie surtout pour les infections hématogènes, on ne saurait nier que lorsque le rein est préalablement le siège d'un processus morbide chronique et le plus souvent latent, comme chez les vieux urinaires, l'ensemencement microbien, qu'il se fasse par la voie sanguine ou la voie uretérale, constitue un danger des plus grands. L'espèce microbienne ajoute encore à sa gravité. D'après Rovsing, le colibacille serait moins redoutable que le staphylocoque et surtout le streptocoque. Ainsi que je l'ai fait remarquer, je n'ai pu, faute de renseignements suffisants, établir le pronostic dans les diverses observations que j'ai réunies, d'après ces divers facteurs, mais il me semble que dans toutes l'intervention était justifiée par l'intensité des symptômes. Cette intervention par des procédés divers, n'ayant donné que 4 décès pouvant lui être attribués sur les 37 cas dans lesquels elle a été pratiquée, ne peut pas, ce me semble, ne pas se recommander à l'attention. Pel et Rosenstein, qui ont vivement critiqué les chirurgiens « qui veulent à tout prix intervenir dans quantité de cas réservés jusqu'ici à la médecine interne », admettent cependant l'intervention « dans les cas de néphrites aiguës ou à exacerbations aiguës dans lesquels la diminution de la diurèse peut créer un danger, et dans lesquels le trai-

tement interne est resté inactif » (Pel), et aussi
« lorsque l'anurie existe et que les traitements
médicaux sont restés insuffisants et qu'on ne
sait plus à quel saint se vouer » (Rosenstein).
Les conclusions de ces deux éminents médecins
diffèrent peu en somme de celles que j'ai formulées dans un travail, qu'ils ont vivement attaqué. Je ne suis pas beaucoup plus audacieux
qu'eux; je veux seulement qu'on opère avant
que le malade soit agonisant. La chirurgie vis-
cérale aurait-elle suivi sa belle évolution, si elle
n'avait su se substituer à temps à la thérapeutique médicale, par exemple, dans l'obstruction
intestinale, la lithiase biliaire, l'anurie calculeuse, etc. ? Ses succès ne se sont-ils pas accrus
au fur et à mesure qu'elle s'est enhardie et
qu'elle a attaqué plus tôt le mal? J'ai la conviction qu'avec la perfection croissante des moyens
de diagnostic des néphrites aiguës et de leur
forme anatomique, la question de l'intervention
se posera plus précoce et, partant, plus efficace.

*Une deuxième objection est dictée par la très
grande fréquence de la bilatéralité des néphrites
infectieuses* et le danger qu'il y a dès lors à
intervenir surtout par la néphrectomie. Il n'est

pas douteux que, si l'on s'en rapporte aux cons-
tatations nécroscopiques, les lésions rénales inflammatoires aiguës atteignent, dans l'immense
majorité des cas, les deux reins ; mais en est-il
de même au début de l'affection ? A l'exemple
des autres organes pairs, les yeux, les parotides,
les testicules, les plèvres, les reins, également
irrigués par un sang chargé de microbes et de
toxines, ne peuvent-ils pas s'infecter isolément ?
La réponse à cette question a d'autant plus de
raisons d'être affirmative qu'il est surabondam-
ment démontré, aujourd'hui, que les espèces mi-
crobiennes sont susceptibles de filtrer à travers
le rein sans le léser, et qu'elles ou leurs toxines
ne deviennent nocives que sous certaines conditions de réceptivité morbide. Ces conditions nous
échappent sans doute souvent, mais leur existence n'en est pas moins réelle, et, évidentes ou
latentes, elles fournissent une explication ration-
nelle de l'unilatéralité des néphrites infectieuses.

Cette localisation de l'infection à un seul rein
trouve des preuves indiscutables dans les exa-
mens *post mortem* de Goodhart, qui, sur 130 cas
de néphrites, a trouvé 19 fois un seul rein atteint,

soit 14,5 p. 100, et dans ceux de F. Weir, qui, sur 71 cas, a noté l'unilatéralité 19 fois, soit 17 p. 100. Israël admet aussi, au nom de la clinique, l'unilatéralité des néphrites aiguës, et Lennander pense qu'elle est beaucoup plus fréquente qu'on ne le croit. Castaigne et Rathery en ont observé 3 cas incontestables : un dans la fièvre typhoïde, un dans la pneumonie, un dans l'ostéomyélite.

Les deux reins seraient-ils pris, d'ailleurs, que ce ne serait pas pour moi une contre-indication absolue à l'intervention ; car, d'après les considérations développées dans la première partie, l'intervention sur un seul rein peut retentir heureusement sur l'état de son congénère. Que si la néphrite est bilatérale, un certain nombre d'observations cliniques, rapportées par Gerster et Lilienthal, démontrent que la néphrotomie peut être pratiquée sur les deux reins, dans la même séance ou à quelques semaines d'intervalle, avec un plein succès.

La difficulté qu'il y a à reconnaître le rein malade, au cas d'unilatéralité de l'infection, est la *troisième objection*, facile également à réfuter. En effet, il est exceptionnel que la néphrite aiguë

ne se traduise pas par quelques symptômes. Sou‑
vent douloureux spontanément, le rein l'est
presque toujours à la pression dans l'angle costo-
vertébral, et en outre il est augmenté de volume.
Dans les cas obscurs, l'étude comparée de la température plus élevée du côté malade pourra fournir des renseignements précieux. La cystoscopie,
montrant l'issue par l'uretère du côté malade
d'une urine plus ou moins altérée, ne devra pas
être négligée. Il en est de même de la séparation
des urines. Quant au cathétérisme de l'uretère,
qui ne pourrait donner de renseignements que
s'il était pratiqué du côté supposé sain, je ne
crois pas qu'il doive être recommandé, en raison
des dangers d'infection qu'il ferait courir.

La crainte de voir après la néphrectomie,
sinon après la néphrotomie, *le rein sain devenir
malade à son tour*, ou, s'il était déjà affecté, ses
lésions s'aggraver, est une *dernière objection*,
à laquelle répondent d'eux-mêmes les faits que
j'ai précédemment analysés (Voy. pages 42 et
suivantes).

§ III. — Indications et contre-indications
opératoires.

Après les résultats des interventions et la
réfutation des objections que je viens de présen-
ter, il me semble qu'on ne peut plus mettre en
doute la légitimité de la thérapeutique chirurgicale des infections rénales aiguës. Mais il reste
à préciser ses indications et ses contre-indications. Dans l'état actuel de nos connaissances sur
le diagnostic de ces affections, sur la détermina-
tion de leur nature microbienne, de leur forme
anatomique et de leur pronostic, cette question
ne peut être encore résolue ; mais j'ai la conviction que cette tâche ardue aboutira à des résultats positifs. Déjà Dufour et Fortineau ont
cherché à dégager les éléments permettant de
juger de l'opportunité de l'intervention. Selon
eux, les néphrites aiguës sont justiciables de
l'intervention lorsque les phénomènes de diapédèse sont très abondants, et l'opération s'impose
si, les phénomènes généraux restant très graves,
les urines, examinées à intervalles rapprochés,

montrent une augmentation constante de leucocytes. Jamais cependant on n'échappera à cette objection de Pel, à savoir : « si les malades que l'on donne comme guéris ne l'auraient pas été sans opération ». Mais combien rares sont les interventions viscérales qui peuvent se soustraire à ce raisonnement plutôt réactionnaire !

§ IV. — Choix de l'opération.

Les opérations dirigées jusqu'à ce jour contre les néphrites médicales aiguës sont la néphrotomie simple unilatérale ou bilatérale, la néphrotomie avec excision des portions infectées suivant la pratique de Lennander, Rovsing et Wilms, la néphrectomie, et enfin la décapsulation rénale exécutée seulement par Edebohls et Robert Sorel.

Le tableau suivant indique le nombre de chacune de ces opérations, ainsi que leurs résultats :

indéterminée dans 8 cas.

13 guérisons d'une durée
- de trois mois dans 1 cas (Reynès).
- de un an dans 1 cas (Wilms).
- de quinze mois dans 2 cas (Sorel, Engelbach).
- de cinq ans dans 1 cas (Pousson).

2 survies sans amélioration dans 2 cas (Legueu, Albarran).

2 morts, l'une rapide, l'autre six semaines après (Legueu).

Bilatérales : 2 guérisons d'une durée indéterminée (Gerster, Lilienthal).

7 néphrotomies avec excision des portions infectées....
- 6 guérisons d'une durée indéterminée.
- 1 mort par septicémie (Lennander).

9 néphrectomies.
- 7 guérisons d'une durée indéterminée.
- 2 morts, dont l'une rapide, l'autre quatre mois après (Pousson).

2 décapsulations.
- Unilatérale : 1 guérison d'une durée indéterminée (Edebohls).
- Bilatérale : 1 mort au cinquième jour (R. Sorel).

En s'en rapportant à ce tableau, on voit que la néphrotomie simple unilatérale ou bilatérale, n'ayant été suivie que de 2 morts dans les 19 cas où elle a été pratiquée, ce qui donne une mortalité de 10 p. 100, l'emporte sur la néphrotomie avec excision des portions infectées, qui a donné 1 décès sur 7 cas, soit une mortalité de 14 p. 100; sur la néphrectomie, qui a fourni 2 décès sur 9 cas, soit une mortalité de 22 p. 100; et enfin sur la décapsulation, qui, ayant donné 1 décès sur 2 cas, offre une mortalité de 50 p. 100.

Cette supériorité de la néphrotomie s'affirme encore davantage lorsqu'on envisage les résultats éloignés. C'est à elle qu'on doit les plus longues guérisons des malades qui ont été suivis : quinze mois dans deux cas appartenant à R. Sorel et à Engelbach, cinq ans dans un qui m'est personnel. Chez aucun des néphrotomisés, je n'ai trouvé notée de récidive de l'infection, tandis qu'un néphrectomisé soumis à mon observation succomba quatre mois après à l'infection du rein subsistant.

Ainsi, contrairement aux conclusions que j'ai formulées pour le traitement chirurgical de l'infection tuberculeuse du rein, conclusions d'après lesquelles la néphrectomie est l'opération de choix, je crois que dans le traitement des infections banales, le plus souvent colibacillaires, la néphrectomie doit céder le pas à la néphrotomie.

En effet, tandis que le processus pathologique engendré par le bacille de Koch ne peut être enrayé dans le rein, comme dans les autres organes, que par l'éradication des moindres follicules et germes tuberculeux, celui des infections colibacillaires et autres est susceptible d'être entravé par la destruction *in situ* des agents pathogènes.

Une autre raison, plaidant en faveur de la néphrotomie, est que, dans la plupart des cas, l'infection n'est pas strictement localisée au rein, mais que les lésions de ce viscère sont le résultat de l'élimination de principes toxi-infectieux prenant naissance dans l'organisme, de telle sorte qu'une fois l'un des reins enlevé l'autre doit assurer à lui seul la charge de la dépuration sanguine. Ne voit-on pas dès lors quelles chances fâcheuses ont ses lésions de s'aggraver et de se constituer, si elles n'existent pas encore ?

Au lieu de diminuer par la néphrectomie le champ ouvert à l'élimination des microbes et de leurs toxines, ne vaut-il pas mieux s'efforcer de le conserver aussi large que possible par l'incision du rein malade, qui, à côté de terri-

toires en voie de destruction, en présente toujours
un certain nombre intacts ?

Bien que, d'après les faits déjà cités et les
arguments développés précédemment, la pos-
sibilité de l'unilatéralité des néphrites infectieuses aiguës ne soit plus contestable et que le
diagnostic du côté malade puisse être posé dans
la majorité des cas, il est préférable, pour les
raisons que je viens d'exposer, de conserver
l'organe malade que de l'enlever d'emblée,
d'autant plus qu'il reste toujours la ressource
de la néphrectomie secondaire, à laquelle eurent recours, chacun de leur côté, Legueu et
Albarran. Le dernier de ces chirurgiens, qui
veut que l'on n'opère que si les lésions sont unilatérales et si l'on a épuisé les moyens médicaux,
déclare que ses « préférences iraient à la néphrectomie »; le second, également peu partisan de
l'intervention, pose le dilemme suivant : « ou la
lésion est bilatérale, et il n'y a rien à faire; ou
elle est unilatérale, et dans ce cas il vaut mieux
l'enlever ».

Je ne saurais m'associer à cette manière
de voir, et je considère la néphrectomie dans
les néphrites infectieuses aiguës comme inu-

tile et dangereuse : inutile, parce que la néphrotomie est suffisante à entraver le processus
infectieux ; dangereuse, parce que son extirpation
met son congénère en mauvaise posture pour
suffire à la dépuration du sang, au cas d'infection de l'organisme.

Si l'on songe à la multiplicité des petits
foyers de suppuration dans l'infection aiguë, si
l'on songe surtout que, dans certains cas, les
lésions se bornent à une infiltration leucocy-
tique, on est en droit de se demander comment
peut agir la néphrotomie. Les considérations
de physiologie pathologique précédemment
développées répondent à cette question (Voy.
p. 10).

Qu'il me soit permis d'insister sur l'utilité du
drainage prolongé du bassinet et de ses lavages
antiseptiques, que Le Nouëne caractérise bien à
tort d'illusoires. C'est peut-être pour avoir négligé
cette précaution qu'Albarran vit échouer ses
essais de néphrotomie dans deux cas de néphrites
infectieuses à leur début, et dut plus tard pratiquer chez l'un la néphrotomie itérative et chez
l'autre la néphrectomie.

Bien que la néphrotomie soit, à mon avis,

l'opération de choix, la néphrectomie peut être indiquée dans certains cas, par exemple lorsque l'incision exploratrice a montré l'existence de lésions profondes et étendues; mais alors, il faudra préalablement se rendre compte de l'état de l'autre rein.

Ce n'est qu'exceptionnellement qu'on trouvera l'occasion d'imiter la pratique de Lennander et de Rovsing, qui, après avoir incisé le rein et constaté la localisation de l'infiltration purulente, excisèrent la partie malade.

Quant à la décapsulation préconisée par Edebohls, j'estime que, ne remplissant qu'une des indications du traitement, la décompression du parenchyme, elle est inférieure à l'incision. Si elle a donné un succès au chirurgien de New-York, elle a été suivie de mort chez le malade de R. Sorel, et c'est, de toutes les opérations, celle qui fournit la léthalité la plus grande.

2. — NÉPHRITES CHRONIQUES. — MAL DE BRIGHT.

Dans cette étude clinique des interventions dans les néphrites chroniques, j'envisagerai successivement le traitement : *a*) des *douleurs* *b*) des *hématuries*; *c*) des *accidents urémiques* *et de la période d'état du mal de Bright*.

I. TRAITEMENT DES DOULEURS. — Il ne me semble pas utile d'analyser les faits déjà nombreux d'intervention dans les néphrites douloureuses qu'on trouve dans la littérature. Les résultats obtenus par Le Dentu, Péan, Clément Lucas, Hulke, Belfield, Mayo Robson, Tiffany, Israël, Rovsing ne laissent subsister aucun doute sur la valeur thérapeutique de la néphrotomie, de la néphrolyse, de la néphrectomie contre cette complication. A l'extirpation de l'organe, les chirurgiens donnent généralement la préférence à l'incision du parenchyme et à la libération des adhérences périrénales, dont j'ai étudié dans la première partie le mode d'action algostatique.

II. TRAITEMENT DES HÉMATURIES. — Je ne puis entreprendre la critique des observations, ne se comptant plus actuellement, de néphrites hématuriques traitées chirurgicalement. Cette critique a d'ailleurs été faite avec autorité par Malherbe et Legueu dans leur rapport à la quatrième session de l'Association française d'urologie.

III. Traitement des accidents urémiques et de la période d'état du mal de Bright. — L'intervention chirurgicale dans le simple but de remédier aux accidents toxi-infectieux de l'urémie brightique, ou dans l'espoir d'enrayer et même de faire rétrocéder le processus inflammatoire chronique des reins, est de date récente, mais les matériaux cliniques ne manquent pas, qui permettent de porter un jugement motivé sur la valeur des opérations proposées.

Avant de les mettre en œuvre, je veux répondre à un reproche qu'un certain nombre de cliniciens éminents, et parmi eux Lépine, adressent aux faits publiés jusqu'à ce jour pour en contester les conclusions, à savoir l'insuffisance des renseignements donnés dans les observations.

Ce reproche est capital, et si le soin avec lequel les faits, ayant servi de base à mes divers travaux antérieurs, ont été recueillis sous le contrôle de médecins de l'expérience des professeurs Pitres et Arnozan et de mon collègue Mongour, ne m'en garantissait pas, je n'hésiterais pas à poser la plume. Je prie le lecteur de se reporter aux mémoires qui en donnent la description *in extenso*. Je reconnais que les observations rapportées par d'autres opérateurs sont frustes, mais la compétence d'hommes comme Edebohls, Guiteras, Cabot, Elliott ne permet pas de révoquer en doute l'exactitude du diagnostic.

J'ai cru devoir réunir dans ce même paragraphe l'analyse des faits dans lesquels les chirurgiens sont intervenus soit à titre palliatif, soit à titre curatif, parce que si, dans un certain nombre de cas, le traitement a été entrepris dans le but d'obtenir la cure radicale du mal de Bright en dehors de tous accidents urémiques, dans le plus grand nombre il a été appliqué chez des malades en proie aux symptômes du petit ou du grand brightisme et a visé un double but.

§ I. — Résultats immédiats et éloignés.

A. *Résultats immédiats*. — En faisant bloc des interventions accidentelles ou intentionnelles faites jusqu'à ce jour pour guérir les néphrites chroniques ou pallier aux accidents d'intoxication urémique, j'ai réuni 66 observations, qui appartiennent à G. Edebohls (51 cas), à Neumann (2 cas), à Cabot (2 cas), à Elliott (2 cas), à Guiteras (2 cas), à Ferguson, à Rose, à Primrose, à Lyman, à Hanchett, à Ries, à R. Sorel (chacun 1 cas). En ajoutant à ces 66 observations 13 opérations qui me sont personnelles, sur 11 malades, j'arrive à un total de 79. Ces 79 interventions ont donné 16 morts survenues dans les dix à quinze jours qui ont suivi, soit une mortalité de 20,28 p. 100.

En lisant les détails de ces cas malheureux, on se convaincra que si, pour un certain nombre, l'acte opératoire peut être incriminé plus ou moins directement, pour d'autres il ne saurait être accusé. C'est ainsi que sans doute la mort a été précipitée du fait de l'intervention chez

4 malades d'Edebohls opérés en pleine évolution d'accidents urémiques et qui succombèrent : 2 à la dilatation aiguë du cœur douze heures après l'opération; 2 à la continuation des phénomènes d'intoxication dans les quarante-huit et soixante-douze heures. Mais on peut se demander si chez 3 autres, qui furent emportés l'un par une pneumonie lobaire et œdème pulmonaire au sixième jour, et les 2 autres par épuisement et coma urémique au huitième et au quinzième jour, l'issue fatale a été la conséquence de l'intervention.

Des 7 décès qui pèsent si lourdement sur ma statistique, il est vrai presque uniquement composée de malades en proie à des accidents urémiques menaçant leur vie à brève échéance, 6, en raison de la rapidité avec laquelle ils se sont produits, paraissent bien imputables à l'opération. Cependant, qu'il me soit permis de faire remarquer que 2 de mes malades ont été opérés *in extremis*, et que l'un d'eux a été emporté encore vivant par sa famille au sixième jour; les 4 autres, qui ont succombé, 1 à l'anurie en trente-six heures et 3 au collapsus dans les quarante-huit heures, étaient aussi dans un état des plus alarmants lorsque je suis intervenu.

Si je rappelle que le dernier de mes malades décédés avait été opéré en pleine crise urémique, avec œdème généralisé, ascite et hydrothorax, accidents pulmonaires et cardiaques des plus intenses, oligurie, et qu'il succomba subitement dans la nuit du onzième au douzième jour, alors que tous les phénomènes morbides commençaient à rétrocéder et que notamment sa sécrétion urinaire s'était rétablie au point de dépasser 2000 centimètres cubes, on sera, je crois, d'avis avec moi que mon intervention lui a été plutôt utile que nuisible. La photographie ci-contre (fig. 3) montre l'état lamentable du malade au moment de l'intervention.

Un malade de Cabot mourut dans les mêmes conditions, brusquement quelques semaines après l'intervention.

Quant à celui de Sorel, qui succomba le soir même de l'opération, la double décortication de ses reins ne peut pas ne pas enregistrer à son passif son décès.

De l'analyse des faits à laquelle je viens de me livrer, il résulte que l'on pourrait accuser l'intervention d'avoir seulement entraîné la mort de 11 malades sur 79 opérés, et abaisser le pourcentage de la léthalité de 20,28 p. 100 à 13,92 p. 100.

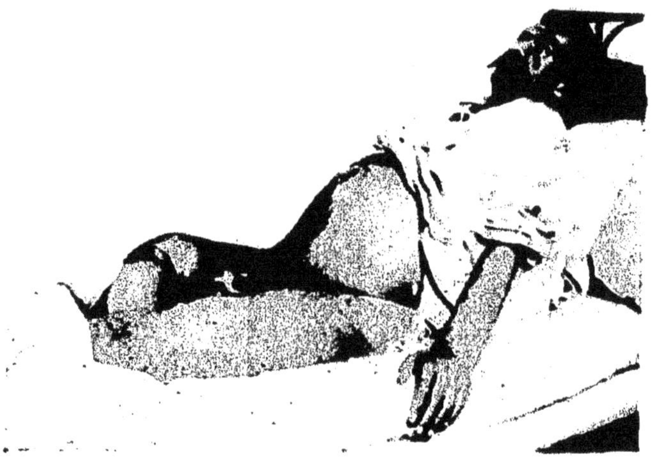

Fig3. — Photographie d'un malade, atteint d'anasarque et d'ascite, opéré en pleine crise d'urémie.

B. *Résultats éloignés*. — Les faits de Cabot, Elliott, Guiteras, Primrose, Lyman, Hanchett et Ries sont trop récents pour qu'on puisse les faire servir à l'appréciation des résultats éloignés. Mais il semble bien que la guérison ait été définitive chez les 2 opérés de Neumann, chez celui de Ferguson et celui de Rose, car leurs urines, qui contenaient de l'albumine et des cylindres, reprirent tous leurs caractères physiologiques après la néphropexie.

Ayant pu suivre les 5 de mes malades qui ont survécu à l'intervention, je suis en mesure de préciser le bénéfice qu'ils en ont retiré. L'un d'eux, atteint de néphrite subaiguë d'origine probablement saturnine avec œdème généralisé, hydropéricarde et hydrothorax, oligurie, dyspnée intense, fut d'abord considérablement amélioré après l'incision du rein gauche, mais, les accidents s'étant reproduits, je crus devoir pratiquer la néphrotomie droite, à la suite de laquelle le malade fut pris d'anurie et succomba au bout de trente-six heures. Trois autres ont vu cesser les phénomènes de petit et de grand brightisme qu'ils présentaient, mais l'albumine n'a jamais disparu de leurs urines, et l'on y trouve encore quelques cylindres. Leurs opérations remontent à un an et dix mois (1), à deux ans, et à deux ans et quatre mois. La cinquième, à laquelle j'enlevai le rein que j'avais d'abord simplement incisé, est encore vivante

(1. Le malade de cette observation a succombé brusquement à une hémorragie cérébrale, en juin dernier. Mon collègue Mongour, qui a recueilli les pièces, publiera le résultat de l'examen macroscopique et microscopique des reins.

quatre ans après l'intervention, mais je dois dire que depuis six mois sa santé est chancelante et qu'elle semble se tuberculiser, bien qu'on n'ait trouvé de bacilles de Koch ni dans ses urines, ni dans ses crachats.

Afin de bien faire saisir les services que l'intervention a rendus à mes malades, que je ne me suis décidé à opérer que sous la pression de symptômes plus ou moins graves, je résumerai ici quelques-unes de leurs observations accompagnées de leurs graphiques urologiques. Ces graphiques confirment de la façon la plus éclatante l'exactitude de la conception physiologique qui m'a conduit à intervenir. On y voit en effet que la quantité des urines émises dans les vingt-quatre heures, plus ou moins diminuée avant l'intervention, a augmenté après, en même temps que le taux de l'urée, des phosphates et des chlorures, également abaissé, s'est relevé. et que l'albuminurie a rétrocédé.

1° Néphrite chronique lithiasique très probablement unilatérale; accidents urémiques ayant cessé après la néphrotomie et menaçant de se reproduire depuis la fermeture du rein. — Femme de quarante-sept ans, ayant eu à dix-neuf ans, six mois après son mariage, une première attaque

d'anasarque avec polyurie et polydipsie, et quelque temps
après des accidents pelviens, qui la conduisirent à subir
une double ovariectomie. A partir de ce moment, elle ne
souffre plus du ventre, mais présente des crises répétées
d'urémie l'obligeant à séjourner à différentes reprises à
l'hôpital. A son entrée dans le service des voies urinaires,
elle se plaint de céphalée, d'éblouissements, de dyspnée,
de vomissements. Les deux régions lombaires sont spontanément douloureuses, mais les douleurs ont été longtemps localisées à droite et actuellement la palpation est
moins bien supportée de ce côté. Les urines sont rares
(400 centimètres cubes) et contiennent peu d'urée et un
peu d'albumine. Malgré les divers traitements médicaux,
l'oligurie persiste et les accidents urémiques s'aggravent :
douleurs rénales intolérables.

Néphrotomie. — Pendant les trois premiers jours qui
suivent, la malade demeure affaissée et comateuse et la
quantité des urines ne se relève que faiblement ; mais
le quatrième jour l'état redevient plus satisfaisant et s'ac-
centue les jours suivants. Les douleurs rénales cessent,
les accidents urémiques se dissipent en même temps
que la quantité des urines augmente, que le taux de
l'urée s'accroit et que la proportion des sels se régula-
rise. Cette amélioration dure une quinzaine de jours ; à
ce moment, le drain ayant été chassé de la plaie rénale
et l'incision commençant à se fermer, le taux de l'urine
décroit progressivement, de même que sa teneur en urée
et en sels, et les accidents urémiques tendent à réap-
paraître (fig. 4).

La malade a quitté l'hôpital, rendant dans les vingt-
quatre heures une quantité d'urine supérieure à celle
qu'elle rendait avant l'opération, mais ne dépassant

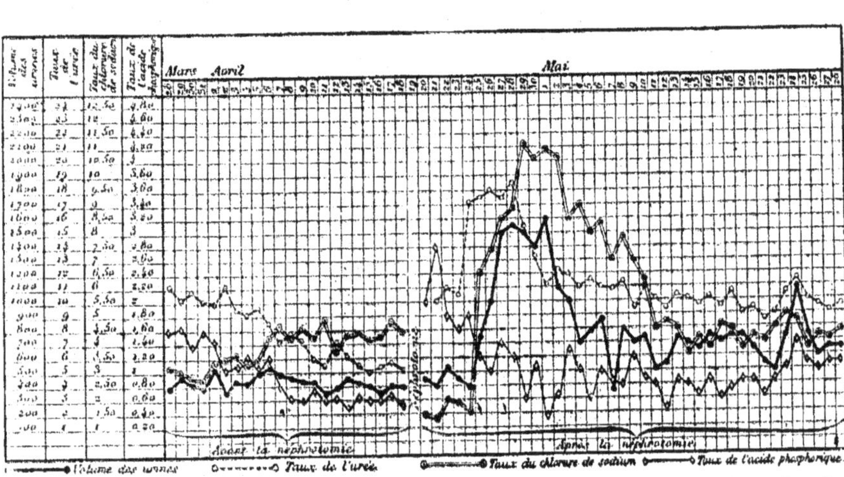

Fig. 4 — Néphrite chronique mixte unilatérale. — Volume des urines et taux de l'urée, du chlorure de sodium et de l'acide phosphorique avant et après la néphrotomie.

guère 700 centimètres cubes à 800 centimètres cubes, et dans laquelle la proportion d'urée, de phosphates et de chlorures n'atteint pas la moitié de la normale. Elle se plaint moins de ses douleurs rénales, mais elle présente des signes de brightisme. Je me suis demandé, ainsi que je l'ai fait après la néphrotomie pratiquée chez ma première malade (Voy. p. 14), si l'amélioration seulement passagère, que j'ai obtenue chez cette seconde, ne tient pas à « l'insuffisance de mon intervention qui, au lieu de se borner à l'incision, aurait dû aller jusqu'à l'extirpation du rein malade », de manière à supprimer son influence morbide réflexe sur son congénère, et à permettre aux légères lésions de ce dernier, si elles existent, de rétrocéder.

2o *Néphrite diffuse subaiguë avec œdème généralisé et encéphalopathie urémique. Néphrotomie. Grande amélioration se maintenant depuis huit mois.* — Un alcoolique et paludéen entre à l'hôpital présentant le tableau de la néphrite subaiguë diffuse à gros rein blanc : œdème généralisé très prononcé ; céphalée, tendance à l'assoupissement, sommeil agité et troublé par des hallucinations ; urines rares, fortement albumineuses (5 à 6 grammes par litre), mais sensiblement normales en ce qui concerne la proportion des matières extractives.

Ces phénomènes ayant résisté à la médication interne, le rein est incisé et drainé. Dès le surlendemain, l'urine atteint 1 200 grammes en vingt-quatre heures, avec urée 21 grammes. Les autres sels restent dans les mêmes proportions qu'auparavant. La quantité des urines et leur teneur en matières excrémentitielles augmentent encore les jours suivants, mais pendant vingt-trois jours

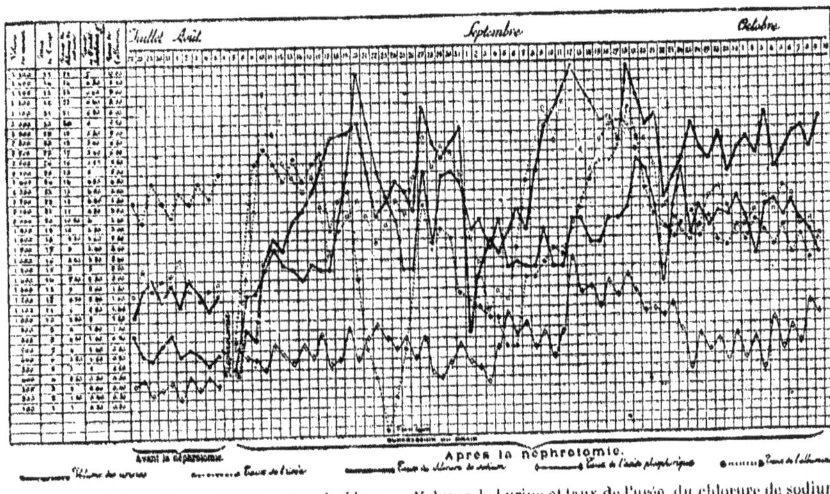

Fig. 5. — Néphrite diffuse subaiguë, gros rein blanc. — Volume de l'urine et taux de l'urée, du chlorure de sodium, de l'acide phosphorique et de l'albumine avant et après la néphrotomie

il ne survient aucun changement dans la quantité d'albumine éliminée ; à ce moment, et coïncidant avec l'énorme
proportion de 3 500 centimètres cubes d'urine évacuée,
ce produit descend rapidement de 4 grammes à 2^{gr},80,
à 1^{gr},40, à 0^{gr},80 et se réduit enfin à des traces légères
(fig. 5).

A ce même moment, les œdèmes ont complètement
disparu. Cette disparition a eu une marche des plus
intéressantes. Elle a commencé par le membre inférieur
droit, qui le septième jour avait repris son volume normal.
Le scrotum était à cette époque du volume de la tête d'un
enfant de six ans, mais la verge commençait à dégonfler
et le prépuce n'était plus œdématié. Quant au membre
gauche, il avait le même volume qu'avant l'intervention.

Bien que progressive, l'amélioration de la santé de ce
malade a été longue à se dessiner et à prendre une
allure durable, puisque ce n'est que dans le courant du
sixième mois après la néphrotomie que les œdèmes et les
accidents urémiques ont disparu. Cette disparition a
persisté jusqu'à la sortie du malade de l'hôpital, c'est-
à-dire huit mois après l'intervention, et l'on aurait pu le
considérer comme guéri si ses urines n'avaient pas
encore contenu 2^{gr},40 d'albumine et quelques cylindres.

*3ᵃ Néphrite interstitielle avec phénomènes dyspnéiques
alarmants. Guérison se maintenant un an et dix mois après
la néphrotomie. Mort d'hémorragie cérébrale.* — Un homme
de quarante ans, présentant les signes prédominants de
la néphrite interstitielle : œdème discret des malléoles,
légère bouffissure de la face, crises d'asthme et dyspnée
habituelle, expectoration albumineuse, céphalée, mais
offrant aussi quelques symptômes propres à la néphrite

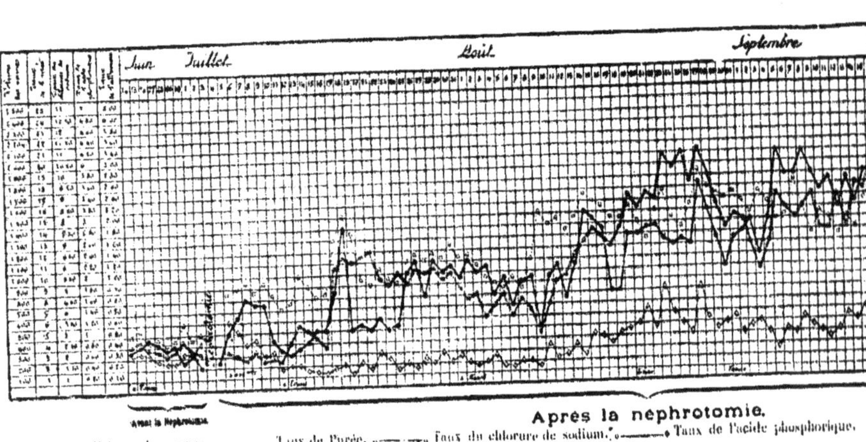

———— Volume des urines. o————o Taux de l'urée. o————o Taux du chlorure de sodium. o————o Taux de l'acide phosphorique.

Fig. 6. — Néphrite interstitielle, petit rein contracté. — Volume de l'urine et taux de l'urée, du chlorure de sodium, de l'acide phosphorique et de l'albumine avant et après la néphrotomie.

parenchymateuse : hydrothorax, hydropéricarde, diminution notable de la sécrétion urinaire avec abaissement
du taux de l'urée et des autres matériaux extractifs, et
une faible quantité d'albumine, est soumis sans résultat
à un traitement médical. Son état général allant en
s'aggravant et la quantité de l'urine diminuant de jour en
jour en même temps que l'urée et les divers sels, je pratique la néphrotomie.

Quatre jours après, la sécrétion de l'urine se relève en
quantité comme en qualité, et parallèlement la santé du
malade s'améliore progressivement et régulièrement,
au point que, lorsqu'il sort de l'hôpital, sept mois après
l'intervention, il offre les apparences de la guérison,
puisque ses urines, normales en ce qui concerne l'élimination des produits excrémentitiels, ne contiennent
qu'une faible dose d'albumine (0,10) et nulle trace de
cylindres (fig. 6).

Ce malade a été suivi pendant un an et dix mois
sans avoir eu de nouveaux accidents de brightisme, et il
est mort brusquement d'hémorragie cérébrale.

*4° Néphrite subaiguë saturnine ; œdème généralisé, hydro-
péricarde et hydrothorax, dyspnée intense. Néphrotomie
droite : amélioration considérable. Reprise des accidents ;
néphrotomie gauche ; mort rapide.* — Un homme de qua-
rante-trois ans, invétéré saturnin, a eu une première
attaque d'urémie il y a huit mois. Lorsqu'il entre à
l'hôpital pour la seconde fois, il a le facies bouffi, les
yeux saillants ; dyspnée intense ; toux quinteuse ; expectoration muco-albumineuse abondante. Hydropéricarde et
double hydrothorax. Pas de céphalée, pas de cauchemars,
mais rêves professionnels fréquents. Peu de troubles

digestifs. OEdème des membres inférieurs remontant sur la paroi abdominale à droite et existant aussi à la main droite. Malgré une médication interne appropriée et l'application de ventouses sur les deux régions lombaires, la situation ne se modifie pas et semble même s'aggraver. Le volume des urines tombe au-dessous de 300 centimètres cubes, sans que la proportion de l'urée et des sels soit considérablement abaissée; traces d'albumine.

Je pratique la néphrotomie gauche en raison de la prédominance de l'œdème de ce côté. Le malade est très abattu à la suite de l'opération, qui est suivie d'une hémorragie abondante dans l'après-midi. A six heures du soir il a déjà uriné 700 centimètres cubes. Le lendemain, la quantité d'urine rendue dans les vingt-quatre heures a été de 2 550 centimètres cubes. Le malade est trouvé allongé dans son lit et dormant. La dyspnée a considérablement diminué. Les œdèmes commencent à disparaître et n'existent plus dix jours après l'intervention. Les épanchements des séreuses se sont résorbés et le malade respire facilement (fig. 7).

Cette amélioration se continue durant une quinzaine de jours, puis les accidents dyspnéiques et les œdèmes réapparaissent et, au bout d'un mois, le malade se trouve sensiblement dans le même état qu'avant la néphrotomie, et à ce moment le taux des urines commence à s'abaisser de nouveau. C'est alors que je me décide à ouvrir le rein droit, mais le malade succombe dans le collapsus trente-six heures après l'intervention, après avoir eu une suppression complète de la sécrétion urinaire.

A l'autopsie, les deux reins ont présenté les lésions de sclérose généralisée, beaucoup plus prononcées à gauche qu'à droite.

Edebohls, dans une toute récente publication, fait connaître les résultats thérapeutiques de ses 51 interventions personnelles, qui toutes ont consisté dans la décapsulation rénale, bilatérale le plus souvent ou unilatérale exceptionnellement. Défalquant 11 malades opérés depuis moins de sept mois, il lui en reste 40 opérés depuis un délai suffisant pour apprécier les effets obtenus. Mais il lui faut encore retrancher de cette série 13 malades ayant succombé, 7 à des accidents survenus peu de jours après l'opération et 6 à des affections ultérieures, de sorte que le nombre des opérés pouvant servir au but recherché se réduit à 24. Les résultats ont été médiocres chez 2 : le premier, femme opérée d'un seul côté, présenta les apparences de la guérison pendant quatre ans, mais, passé ce temps, elle eut une rechute et dans ses urines réapparurent l'albumine et les cylindres ; le deuxième, femme aussi, opérée des deux côtés, resta guérie durant huit mois, puis, à la suite d'infections diverses (diphtérie, grippe) auxquelles elle fut soumise, elle revint à son état maladif antérieur. Des 22 malades restants, 10 sont radicalement guéris et 12 sont considé-

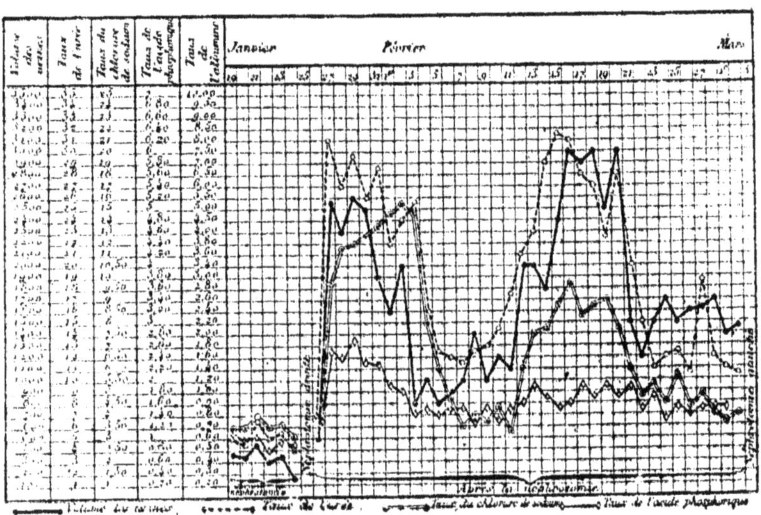

Fig. 7. — Néphrite subaiguë d'origine saturnine. — Volume des urines. Taux de l'urée, des chlorures, de l'acide phosphorique avant et après la néphrotomie.

rablement améliorés. Plusieurs de ces derniers semblent même être en bonne voie de guérison complète. Quant aux 10 autres, si l'on en excepte un (femme) ayant succombé aux suites d'une opération pour grossesse tubaire un an après la décapsulation rénale, tous jouissent actuellement de la meilleure santé et leurs urines ne contiennent plus ni albumine, ni cylindres. La date de l'opération varie de un an et neuf mois à dix ans, soit une moyenne de quatre ans et quatre mois.

Huit des patients étaient atteints de néphrite chronique interstitielle, et un avait une néphrite chronique diffuse.

Le chirurgien américain, dans son rapport touchant l'état des malades suivis pendant un temps suffisant, ajoute que la grande amélioration survenue dans ses 11 cas récents, exception faite pour l'un qui se termina par la mort, lui fait espérer pouvoir les faire figurer prochainement dans la liste des cures définitives.

On ne peut qu'être favorablement impressionné par les résultats de l'habile chirurgien de New-York, qui ne saurait s'être trompé, ni vouloir nous tromper. Son opération me semble donc devoir être imitée à la période d'état du mal de Bright dans certaines conditions, que je préciserai au paragraphe des indications et des contre-indications.

§ II. — RÉFUTATION DES OBJECTIONS.

Tout en reconnaissant combien la thérapeutique médicale demeure impuissante en face de l'évolution progressive des néphrites chroniques et des épisodes aigus aggravant soudain la situation et emportant souvent les malades en quelques heures, les médecins semblent peu disposés à admettre, même comme dernière ressource, l'intervention chirurgicale. Cependant Talamon a écrit que si « la néphrocapsulectomie est vraiment capable de donner une guérison relative d'une durée de huit ans, il ne faudrait pas hésiter à substituer ce nouveau traitement, si audacieux qu'il paraisse et si chirurgical qu'il soit, à l'éternel régime lacté »; mais Lépine, tout en admettant le principe des opérations proposées, déclare « que, dans l'état actuel de la science, on n'est pas autorisé à traiter chirurgicalement un simple brightique ; car, si la mise à nu du rein et sa décortication sont des opérations bénignes chez un animal sain, il n'en est pas de même chez un malade plus ou moins affaibli et qui est, peut-être, sur le chemin de l'urémie. Chez un tel sujet, le shock traumatique a, comme on le conçoit, une gravité particulière ».

La mortalité opératoire de 13,92 p. 100, qui résulte du dépouillement des interventions faites jusqu'à ce jour chez des malades dont l'état était souvent fort grave, répond à cette *première objection formulée par le médecin lyonnais*. A la vérité, cette faible léthalité est bien faite pour surprendre les praticiens encore imbus des idées de Verneuil relatives à l'influence des diathèses et des affections viscérales sur le pronostic des traumatismes accidentels et chirurgicaux. Les grandes lois qu'il a formulées sont vraies, mais une judicieuse interprétation de la pathogénie des accidents post-opératoires permet de s'y soustraire le plus souvent. En ce qui concerne les affections des reins en particulier, il est certain que tout traumatisme septique déversant dans la circulation microbes et toxines -mettra ces émonctoires en danger sérieux d'in suffisance, tandis que, si la plaie est aseptique, ces organes même malades suffiront presque toujours à la dépuration du sang. L'emploi inconsidéré des antiseptiques a fourni les arguments les plus précieux à la doctrine de Verneuil, jusqu'au jour où le professeur Bouchard démontra « que les maladies des reins rendent toxiques les médicaments actifs administrés même à petites doses ». L'asepsie, en se substituant à l'antisepsie, a fait disparaître cette cause fréquente de décès inopinés en chirurgie générale, et, en ce qui concerne la chirurgie urinaire, elle nous a permis d'agir sur les reins même malades avec une égale sécurité que sur les autres viscères. Bien plus, l'incision du parenchyme rénal par le mécanisme que j'ai indiqué à propos du traitement chirurgical des néphrites toxi-infectieuses aiguës rend chez le même sujet les opérations faites directement sur le rein altéré moins redoutables que celles pratiquées sur un autre point de l'économie.

Chez le plus grand nombre de ses opérés, Edebohls est intervenu dans la même séance ou à quelques jours d'intervalle sur les deux reins, et sa conduite a été imitée par la plupart de ses compatriotes. *La bilatéralité des lésions ne saurait donc point constituer une objection à l'intervention.* Mais, comme il est sage de réduire au minimum le traumatisme opératoire, il convient d'établir que la bilatéralité des néphrites chroniques ne peut plus être considérée comme un dogme intangible.

Pour les mêmes raisons que j'ai invoquées à propos des néphrites toxi-infectieuses aiguës, la localisation à un seul rein du mal de Bright n'a rien de contraire aux lois de la pathologie générale. Puisque l'on admet que dans un même rein un certain nombre de départements organiques puissent être atteints, alors que les départements voisins demeurent sains et subissent même une hypertrophie compensatrice, pourquoi l'un des reins n'échapperait-il pas complètement aux agents pathogènes ? L'existence des néphrites parcellaires doit avoir pour corollaire celle des néphrites unilatérales.

Si les lésions inflammatoires chroniques des reins frappent ces deux organes dans les rapports d'autopsie, la raison en est dans l'ancienneté de l'affection, qui n'entraîne des accidents mortels que lorsque la presque totalité de l'appareil dépurateur du sang a été détruite. Les observations anatomiques, que la chirurgie rénale a permis de faire du vivant même du malade, ne permettent pas de mettre en doute l'unilatéralité du mal de Bright. Israël dit l'avoir observée un certain nombre de fois, et son opinion est partagée par plusieurs de ses collègues de la Société de médecine interne de Berlin, notamment par Senator et Klemperer. Edebohls, s'appuyant comme moi sur les arguments tirés de l'ancienneté plus ou moins grande de l'affection, admet que pendant un certain temps les lésions peuvent demeurer unilatérales. Tandis que dans son premier travail, comprenant nombre de cas où l'intervention a été précoce, ce chirurgien relève huit faits de néphrite unilatérale sur dix-neuf observations, il n'en trouve plus aucun cas chez les trente-deux malades ayant fait l'objet de mémoires ultérieurs, parce qu'il est intervenu tardivement. Les deux opérées de Newmann et celle de Rose semblent aussi n'avoir été atteintes que de néphrite chronique droite. Il en est de même des deux malades de Ferguson. Des onze malades que j'ai opérés sous la pression d'accidents urémiques graves, deux étaient atteints de néphrite unilatérale.

Une remarque importante, que j'avais déjà faite sur la raison d'être de l'unilatéralité de la néphrite chronique chez la femme, a été formulée par Mouisset. Selon le médecin de Lyon, les affections pelviennes localisées à un seul côté, en retentissant sur l'uretère correspondant, expliqueraient l'existence unilatérale du processus inflammatoire.

L'unilatéralité des néphrites chroniques étant admise, *est-il possible de la reconnaître cliniquement?* Quelques phénomènes symptomatiques peuvent parfois conduire à ce diagnostic. Le premier est la douleur correspondant au côté malade. Faisant habituellement défaut dans le cours ordinaire du mal de Bright, on peut la surprendre au moment de ses épisodes aigus, en interrogeant avec soin les patients et en pratiquant méthodiquement l'exploration des fosses lombaires par la palpation profonde et la percussion. Chez deux de mes malades, ce phénomène était nettement marqué.

A côté de la douleur, l'existence ou la prédominance de l'œdème d'un côté du corps, membres ou tronc, fournit un signe de quelque valeur.

Ce symptôme existait chez deux de mes opérés. J'en ai donné précédemment l'explication en m'appuyant sur l'hypothèse de Potain touchant la pathogénie de l'œdème dans le mal de Bright.

Je reconnais que tous ces symptômes cliniques sont bien infidèles, mais nous avons aujourd'hui dans le cathétérisme des uretères, qui n'offre aucun danger dans les néphrites chroniques, et dans la séparation des urines, combinés ou non à l'épreuve de la perméabilité rénale au bleu de méthylène et à la phloridzine, des moyens certains de reconnaître l'intégrité de l'un ou de l'autre rein.

§ III. — INDICATIONS ET CONTRE-INDICATIONS OPÉRATOIRES.

L'intervention chirurgicale dans les néphrites chroniques étant légitimée de par sa bénignité relative et ses résultats immédiats et consécutifs, est-ce à dire qu'il faille opérer tous les brightiques? Cette pensée ne saurait germer dans l'esprit de personne, et il appartient désormais à l'observation clinique, aidée des recherches de laboratoire, de nous fournir les éléments de ses indications et de ses contre-indications.

Enthousiasmé par ses résultats, Edebohls a d'abord recommandé d'agir chirurgicalement sur tous les reins atteints d'inflammation chronique, dans le but d'enrayer le processus anatomique et de guérir radicalement l'affection; mais il semble, dans ses dernières publications, devoir réserver à l'avenir son intervention à des cas compliqués d'accidents divers plus ou moins graves et ayant résisté à un traitement médical prolongé. Tant que le malade peut s'astreindre aux précautions hygiéniques et au régime, dont le lait forme la base, et tant que l'examen fréquemment répété de ses urines indique une dépuration sanguine suffisante, le chirurgien n'a rien à voir dans le traitement du mal de Bright à sa période d'état. Mais, si le traitement médical ne peut être fidèlement observé ou si, malgré son emploi, la fonction rénale faiblit, je crois qu'on est en droit d'essayer de la rétablir par une opération, sans attendre l'apparition des accidents urémiques.

Lorsque les crises d'insuffisance rénale éclatent soudainement chez un néphrétique dont la santé se maintenait jusqu'alors en équilibre, il ne faut pas non plus faire fi des moyens médicaux ; mais, lorsqu'ils restent sans action sur la filtration des urines et que l'oligurie persiste, il ne faut pas hésiter à intervenir chirurgicalement. Ce sont ces principes qui ont guidé ma conduite vis-à-vis des malades que j'ai opérés.

§ IV. — CHOIX DE L'OPÉRATION.

La dissemblance des cas de néphrite chronique, dans lesquels les chirurgiens sont intervenus jusqu'à ce jour, ne permet pas de comparer entre elles les diverses opérations utilisées. C'est ainsi qu'il serait irrationnel d'opposer la mortalité de 44 p. 100 que m'a fourni la néphrotomie à celle de 13 p. 100 seulement qu'a donnée à Edebohls la néphrocapsulectomie. En effet, tandis que le chirurgien de New-York a surtout agi chez des néphrétiques en dehors de tous symptômes urémiques ou pour des accidents de minime importance, je me suis attaqué à des malades gravement menacés. Ce n'est donc pas sur le degré de gravité comparée de l'incision et de la décortication rénales que l'on doit fonder le choix entre ces deux opérations.

Ce choix repose sur les principes de physiologie pathologique que j'ai longuement exposés dans la première partie de ce petit volume. A l'oligurie, à l'insuffisance rénale et aux phénomènes redoutables de toxémie, qui caractérisent les crises aiguës du mal de Bright, on opposera avec bien plus de chances de succès qu'à l'aide de toutes autres opérations la néphrotomie avec drainage plus ou moins prolongé du bassinet. La décapsulectomie, qui provoque seulement un écoulement modéré de sang et assure moins complètement la diminution de la tension intrarénale que l'incision du parenchyme, devra être réservée aux accidents du petit brightisme. Elle trouvera surtout ses indications dans la période d'état de l'affection, lorsque, pour l'une des raisons précédemment invoquées, le chirurgien se croira en droit de se substituer au médecin pour enrayer, sinon pour faire rétrocéder, le processus anatomique.

Au dire d'Edebohls, un grand avantage de la décapsulation serait de pouvoir être appliquée des deux côtés dans la même séance, et cela dans un temps très court, pour peu qu'on ait quelque habitude de la chirurgie rénale. Je reconnais que la néphrotomie réclame un peu plus de temps, mais sa durée n'excède pas les limites de la résistance organique des sujets. J'ai d'ailleurs montré précédemment qu'on peut espérer, en agissant sur un seul rein, rétablir non seulement son fonctionnement physiologique propre, mais encore celui de son congénère.

BIBLIOGRAPHIE

(Cette bibliographie se rapporte exclusivement aux travaux
visant le traitement chirurgical des néphrites aiguës et chroniques. Ils sont mentionnés dans l'ordre chronologique.)

1. R. Harrison, A contribution to the study of some
forms of albuminuria associated with kidney tension
and their treatment. In *The Lancet*, Londres, 4 janvier 1896.

2. D. Newmann, Intermittent hydronephrosis and tran-
sient albuminuria in Cases of movable kidney. In
The Lancet, Londres, 18 janvier 1896.

3. R. Harrison, On the treatment of some forms of albuminuria by reni-puncture. In *The British med. Journ.*,
17 octobre 1896.

4. R. Wolff, Ueber die Erfolge der Nephrorrhaphie auf
Grund der nach dem Verfahren von Herrn prof.
Rose. In *Deutsche Zeitschrift für Chirurgie*, vol. XLVI,
1897.

5. A. Pousson, De l'utilité de pratiquer hâtivement la
néphrotomie dans les néphrites suppurées. In
XII⁵ Session de l'Association française de chirurgie,
1898.

6. G. EDEBOHLS, Chronic nephritis affecting a movable
kidney as an indication for nephropexy. In *Medical
News*, New-York, 22 avril 1899.

7. A. FERGUSON, Surgical treatment of Nephritis or Bright's
disease. In *Medical Standard*, Chicago, juin 1899.

8. J. ISRAEL, Ueber den Einfluss der Nierenspaltung auf
akute und chronische Krankheitsprozesse des Nie-
renparenchyms. In *Mitteilungen aus den Grenzgebieten
der Medizin und Chirurgie*, vol. V, 1899.

9. A. POUSSON, De l'intervention chirurgicale dans certaines variétés de néphrites médicales. In *Assoc.
franç. d'urologie*, 4e session, 1899.

10. A. POUSSON, Une intervention chirurgicale dans un
cas d'infection colibacillaire rénale. In *Bull. de la
Soc. de chir. de Paris*, t. XXVI, n° 21, 12 juin 1900.

11. A. POUSSON, De l'existence d'un réflexe réno-rénal
dans certaines néphrites médicales et de la possibi-
lité du développement d'une néphrite sympathique.
In *Bull. Acad. de méd.*, 20 mars 1900, et in *Ann.
des mal. des org. gén.-urin.*, avril 1900.

12. A. POUSSON, Ueber d'e pathogenetische Bedeutung des
Reno-renalen Reflexes. In *Monatsberichte über die
Gesamtleistungen auf dem Gebiete der Krankheiten des
Harn und Sexual Apparatus*, Bd V, n° 8. Berlin, 1900.

13. PEL et ROSENSTEIN, IIIe *Congrès des sc. nat. et méd.*,
tenu à Rotterdam, avril 1901.

14. A. POUSSON, De l'intervention chirurgicale dans les
néphrites infectieuses aiguës et dans les néphrites
chroniques. In *Bull. de la Soc. de chir. de Paris*,
juin 1901.

15. R. HARRISON, Renal tension and its treatment by Surgical means. Lu à la *Section de chirurgie de l'Asso-*

ciation médicale britannique, en juillet 1901, et rapporté in *British med. Journ.*, 19 octobre 1901.

16. A. Poussox, Nouvelle contribution à l'étude du réflexe réno-rénal dans les néphrites médicales. In *Ann. des mal. des org. gén.-urin.*, septembre 1901.

17. A. Poussox, Contribution à la physiologie pathologique de l'incision et de l'extirpation du rein. V^e session de l'*Assoc. franç. d'urologie*, 1901.

18. G. Edebohls, The cure of chronic Bright's disease by operation. In *Medical Record*, New-York, 21 décembre 1901.

19. Talamon, Le traitement chirurgical du mal de Bright. In *Médecine moderne*, 15 janvier 1902.

20. Senator, Israel, Klemperer, Casper, In *Soc. de méd. intern. de Berlin*, séances des 13 et 20 janv. 1902.

21. G. Edebohls, Die chirurgische Behandlung des chronischen morbus Brightii. Traduit par Wilhelm Karo, Berlin. In *Monatsberichte für Urologie*, février 1902.

22. A. Poussox, Présentation de deux malades opérés du mal de Bright depuis six et sept mois. In *Soc. de méd. et de chir. de Bordeaux*, 31 janvier 1902, reproduit in *Journ. de méd. de Bordeaux*, 2 février 1902.

23. Ch. Monod, De la néphrotomie dans les néphrites médicales chroniques. In *Journ. de méd. de Bordeaux*, 9 février 1902.

24. J. Israel, Nierenkolik, Nierenblatung und Nephritis. In *Deutsche medicinische Wochenschrift*, 27 févr. 1902.

25. A. Poussox, Discussion sur la néphrotomie dans les néphrites médicales. In *Gaz. hebd. des sc. méd. de Bordeaux*, 16 mars 1902.

26. Claude et Balthazard, Effets de la décapsulation du rein. In *C. R. de la Soc. de biol.*, 1er mars 1902, et in

Journ. de physiol. et de pathol. génér., 1902, p. 462.

27. WILMS, Clin. chirurg. Leipzig, prof. Trendelenburg. *Munch. med. Woch.*, 25 mars 1902.

28. T. ROVSING, *XXXᵉ Congrès de la Soc. allem. de chir.*, séance du 4 avril 1902.

29. G. EDEBOHLS, Questions of priority in the surgical treatment of chronic Bright's disease. In *Med. Record*, 26 avril 1902.

30. R. GUITERAS, The surgical treatment of Bright's disease. A preliminary communication. In *The New York med. Journ.*, 17 mai 1902.

31. A. POUSSON, De l'intervention chirurgicale dans les néphrites médicales. In *Ann. des mal. des org. gén.-urin.*, mai, juin, juillet 1902.

32. ALBARRAN et BERNARD, Régénération de la capsule du rein après la décortication de l'organe. In *C. R. de la Soc. de biol.*, 24 juin 1902.

33. LE NOÈNE, De la néphrotomie précoce dans les pyélo-néphrites. In *Rev. méd. de Normandie*, 10 août 1902.

34. CASTAIGNE et RATHERY, Des néphrites primitivement unilatérales et des lésions consécutives de l'autre rein. In *Semaine médicale*, 20 août 1902.

35. SCHMITT, The surgical treatment of chronic Bright's disease. In *Med. Record*, 13 septembre 1902.

36. PORTER, Rational or dietetic treatment of Bright's disease contrasted with surgical intervention. In *Med. Record*, 27 septembre 1902.

37. ELLIOTT, Decapsulation of the kidney for nephritis. In *Boston med. and surg. Journ.*, 23 octobre 1902.

38. CABOT, Decapsulation of the kidneys. In *Boston med. and surg. Journ.*, 23 octobre 1902.

39. G. EDEBOHLS, Renal decapsulation versus nephrotomy,

resection of the kidney and nephrectomy. In *British med. Journ.*, 8 novembre 1902.

40. LÉPINE, De l'opportunité de l'intervention chirurgicale dans les néphrites chroniques. In *Semaine médicale*, 2 décembre 1902.

41. CAILLÉ, Chronic parenchymatous nephritis in a child treated by renal decapsulation. In *Arch. of Pediatries*, 1902, t. XXV, p. 734.

42. LENNANDER, Wann kann akute Nephrites mit Ausnahme der tuberculosen, Veranlassung zu chirurgischen Eingriffen geben, und zu Welchen? In *Mitteilungen aus den Grenzgebieten der Medizin und Chirurgie*, 1902, Bd X, Heft 1-2.

43. LYMAN, Surgical treatment of chronic nephritis. In *Journ. of the Amer. Assoc.*, 1902, t. XXXVIII, p. 1030.

44. PRIMROSE, The operative treatment of chronic Bright's disease. In *Canadian Journ. of Med. and Surg.*, 1902, t. XI, p. 140.

45. HANCHETT, Surgical treatment of chronic nephritis. In *Critique*, janvier 1903.

46. LE NOUÈNE, Du traitement chirurgical des néphrites. *Thèse de Paris*, 5 mars 1903.

47. BASSAN, Contribution à l'intervention chirurgicale dans les néphrites médicales. *Thèse de Lyon*, 20 mars 1903.

48. G. EDEBOHLS. Renal decapsulation for chronic Bright's disease. In *The med. Record*, 28 mars 1903.

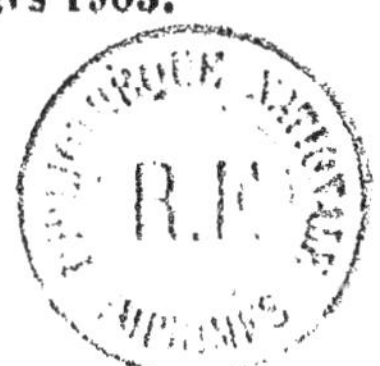

TABLE DES MATIÈRES

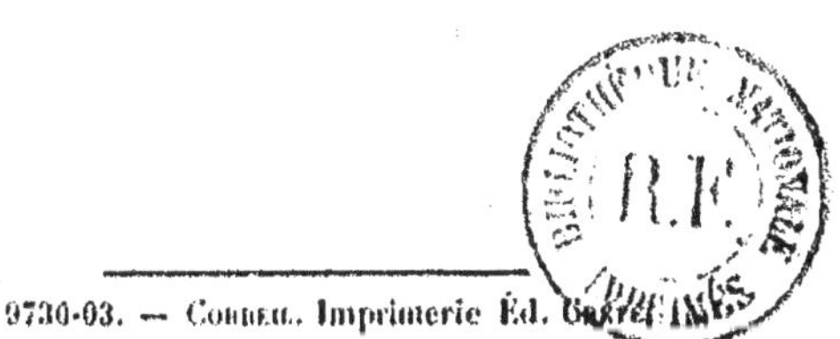

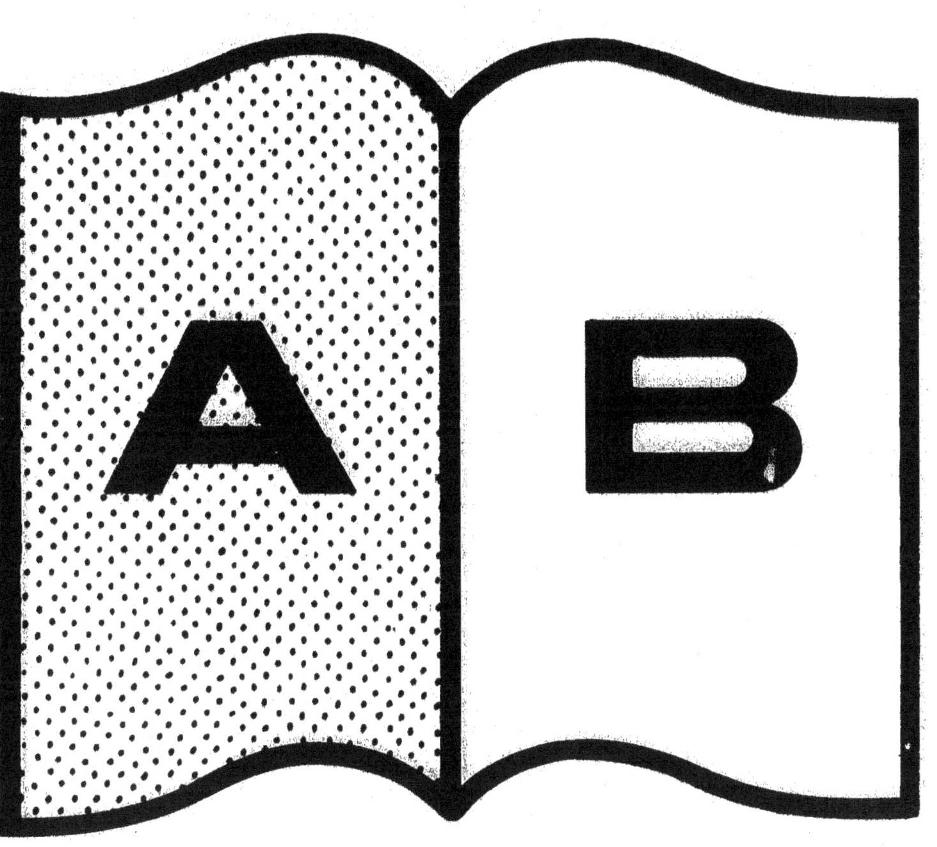

Contraste insuffisant

NF Z 43-120-14